双福
李政初等◎主编

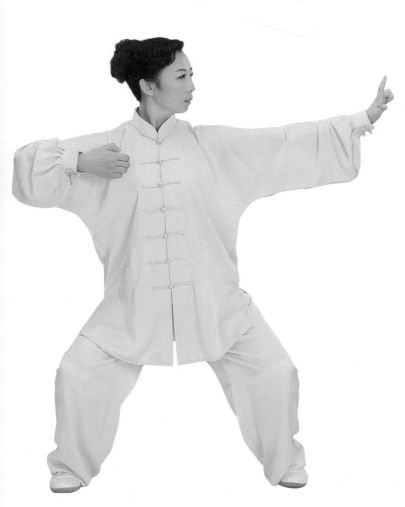

健身气功

八段锦 五禽戏 易筋经 六字诀

图解

化学工业出版社
·北京·

内容简介

八段锦、五禽戏、易筋经、六字诀等作为中华健身术、养生术广为流传。本书收录八段锦、五禽戏、易筋经、六字诀等健身功法，包括动作流程和口诀、分步详解等，一步一图，并针对常见错误动作和习练要点给予纠正和提示，使每一位传统健身爱好者能够更加规范、科学地练习，起到强身健体、保健养生的功效。书中配备二维码视频，扫一扫轻松学习，更直观了解习练要点。

本书图文并茂，通俗易懂，实用性强，适合爱好传统养生的人群以及广大健身爱好者参考阅读。

图书在版编目（CIP）数据

健身气功图解:八段锦、五禽戏、易筋经、六字诀/双福等主编. —北京:化学工业出版社，2020.12（2024.8重印）
ISBN 978-7-122-37787-6

Ⅰ.①健… Ⅱ.①双… Ⅲ.①气功-健身运动-图解
Ⅳ.①R214-64

中国版本图书馆CIP数据核字（2020）第180466号

责任编辑：满孝涵　邱飞婵　　　　统　　筹：
责任校对：赵懿桐　　　　　　　　摄　　影：
　　　　　　　　　　　　　　　　装帧设计：双福 SF 文化·出品 www.shuangfu.cn

出版发行：化学工业出版社（北京市东城区青年湖南街13号　邮政编码 100011）
印　　装：天津市银博印刷集团有限公司
787mm × 1092mm　1/16　印张10¼　　字数 250 千字
2024年 8 月北京第 1 版第 9 次印刷

购书咨询：010-64518888　　　售后服务：010-64518899
网　　址：http://www.cip.com.cn
凡购买本书，如有缺损质量问题，本社销售中心负责调换。

定　　价：49.80元

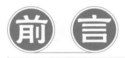

前　言

　　近二十年，在国家体育总局健身气功管理中心的大力推广下，重新编创的八段锦、五禽戏、六字诀、易筋经这四种健身气功作为中华民族健身养生文化得到进一步弘扬。这四种气功在传统基础上加入新的内容，并且融入了戏曲、舞蹈、体育、运动医学几方面的建议，是符合科学要求，卓尔有效的健身气功。新冠疫情的考验，八段锦健身气功的热议，也再次激发了广大群众对健身气功千百年积淀的历史、文化、原理、方法的求知欲，学习健身气功养生，已成为时代的需求，广大人民群众对美好生活向往的重要组成部分。

　　为满足广大健身气功习练者的迫切需要，我们依据国家体育总局推荐的八段锦、五禽戏、易筋经、六字诀这四种健身气功，采用分步详解、图示、视频演示的方式，对本书进行编排，这些气功是以自身形体活动、呼吸吐纳、心理调节为主要运动形式的体育项目，是中国传统文化的重要组成部分。本书系统阐释了健身气功的历史源流、习练要领、基本手型和步型、功法组合以及养生功效等内容，满足初学者需求。

　　为了更好地传授健身气功的精髓，我们在编排中针对不同层次基础的人群，将每一式都配上了相应的分解动作、要点和误点解析，并结合习练经验，详细地阐述了各式功法的动作要领和领悟方法，为读者做了详细的解析，简单易学，行之有效。

　　最后，感谢为本书的编撰工作辛劳付出的朋友，也希望越来越多的朋友能通过这本书养成健康的生活习惯。

　　愿健身气功呵护您的健康，绽放出健康美丽之花！

目 录

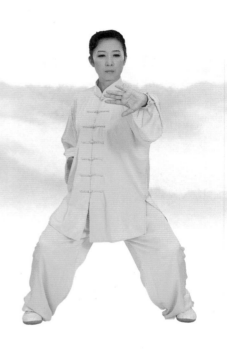

第一章　八段锦

第二章　五禽戏

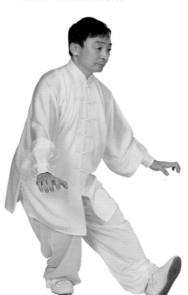

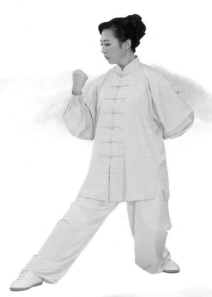

第三章　易筋经

第四章　六字诀

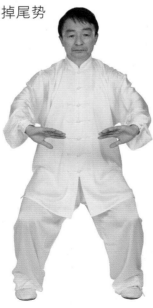

附录

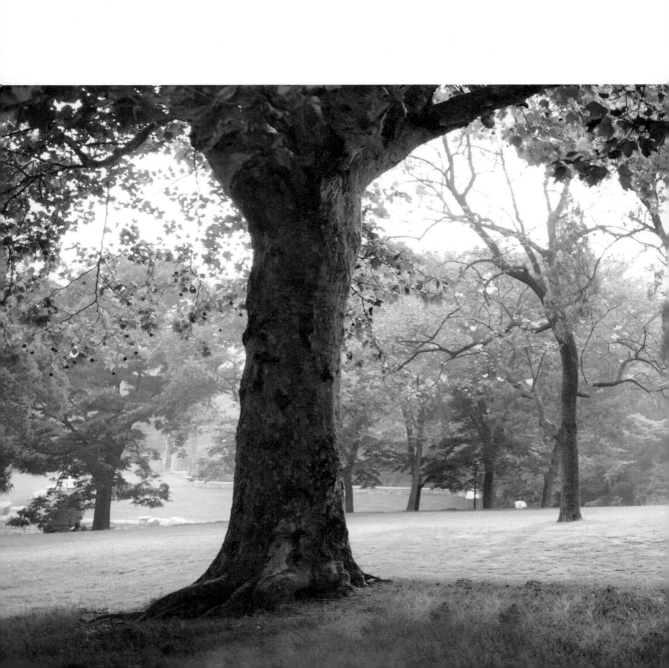

第一章
八段锦

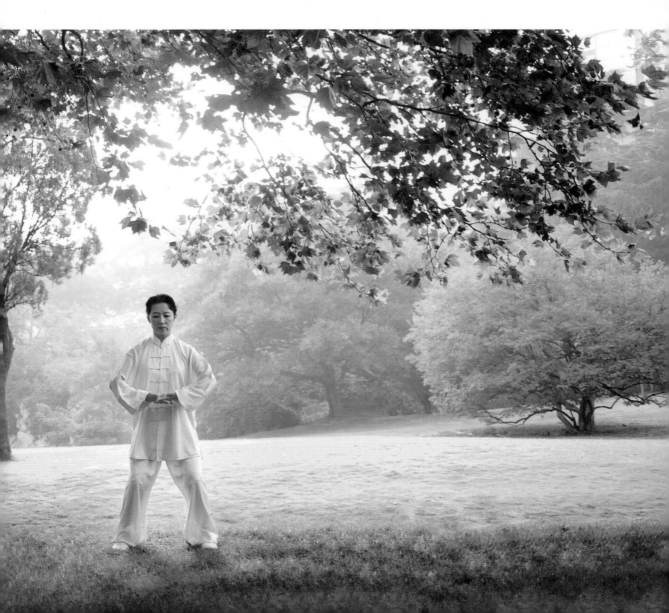

「八段锦历史源流」

　　八段锦的"八"字，不是单指段、节和八个动作，而是表示功法有多种要素，相互制约，相互联系，循环运转，如"八卦"一样。"锦"字，是由"金""帛"组成，以表示其精美华贵。除此之外，"锦"字还可以理解为单个导引术式的汇集，如丝锦那样连绵不断，是一套完整的健身方法。

　　　　八段锦之名，最早出现在南宋洪迈所著《夷坚志》中："政和七年，李似矩为起居郎……尝以夜半时起坐，嘘吸按摩，行所谓八段锦者。"说明八段锦在北宋时期已流传于世，并有坐式和立式之分。在明清期间，八段锦有了较大的发展。至清末，形成了较完整的动作套路。但八段锦究竟为何人、何时所创，尚无定论。

　　八段锦在流传中被分为南北两派。行动时动作柔和，多采用站式动作的，称为南派；动作多马步，以刚为主的，称为北派。无论南派、北派，都同出一源，在流传中互相渗透，逐渐趋向一致。

　　本书介绍的八段锦，是国家体育总局健身气功管理中心以传统的立式八段锦为基础，并结合现代体育和自然科学知识精心打造的。

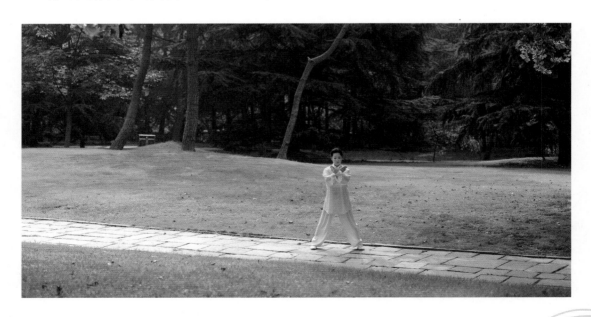

「八段锦习练要领」

新 手 习练阶段

健身气功"八段锦"对于初学者来说有一定的学习难度和运动强度。因此，在初学阶段，习练者首先要克服由于练功给身体带来的不适，如肌肉关节酸痛、动作僵硬，紧张、手脚配合不协调、顾此失彼等。

准确，是指练功时的姿势与方法要正确，合乎规范。在锻炼时，要认真体会身体各部位的要求和要领，在学习各式动作时，要对动作的路线、方位、角度、虚实、松紧分辨清楚，做到姿势工整，方法准确。

灵活，是指习练时对动作幅度的大小、姿势的高低、用力的大小、习练的次数、意念的运用、呼吸的调整等，都要根据自身情况灵活掌握，对有难度的动作、一时做不好的，可逐步完成。特别是对老年人群和体弱者，更要注意。

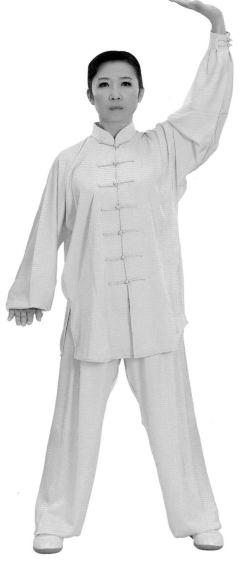

循序渐进，由于习练者体质状况以及对功法的掌握与习练上存在差异，其练功效果不尽相同。良好的练功效果是在科学练功方法的指导下，随着时间和习练次数的积累而逐步达到的。因此，习练者不要"三天打鱼，两天晒网"，应持之以恒，循序渐进，合理安排好运动量。只有经过一段时间和数量的习练，才会做到姿势逐渐工整，方法逐步准确，动作的连贯性与控制能力得到提高，对动作要领的体会不断加深，对动作细节更加注意，为进阶的放松入静创造良好条件。

进 阶 习练阶段

松静自然，是进阶练习阶段的基本要领，也是最根本的法则。

松，是指精神与形体两方面的放松。精神的放松，主要是解除心理和生理上的紧张状态；形体上的放松，是指关节、肌肉及脏腑的放松。放松是由内到外，由浅到深的锻炼过程，使形体、呼吸、意念轻松舒适无紧张之感。

静，是指思想和情绪要平稳安宁，排除一切杂念。放松与入静是相辅相成的，入静可以促进放松，而放松又有助于入静，二者缺一不可。

自然，是指形体、呼吸、意念都要顺其自然。具体来说，形体自然，要合于法，一动一势要准确规范；呼吸自然，要莫忘莫助，不能强吸强呼；意念自然，要"似守非守，绵绵若存"，过于用意会造成气滞血瘀，导致精神紧张。这里的"自然"决不能理解为"听其自然""任其自然"，需要习练者在练功过程中仔细体会，逐步把握。

对于意念的把握，在初学阶段重点应放在注意动作的规范和要点上，动作熟练后要遵循"似守非守，绵绵若存"的原则进行练习。

高 手 习练阶段

练，是指形体运动、呼吸调整与心理调节有机结合的锻炼过程。

养，是通过上述练习，身体出现的轻松舒适、呼吸柔和、意守绵绵的静养状态。练与养，是相互并存的，不可截然分开，应做到"练中有养""养中有练"。特别要合理安排练习的时间、次数，把握好强度，处理好"意、气、形"三者的关系。

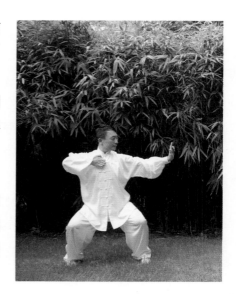

练养相兼从广义上讲，与日常生活也有密切的关系，做到"饮食有节、起居有常"，保持积极向上的乐观情绪，将有助于提高练功效果，增进身心健康。

「八段锦基本手型与步型」

基本手型

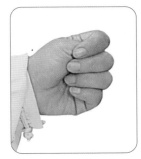

拳

大拇指抵掐无名指根节内侧，其余四指屈拢收于掌心（即握固*）。

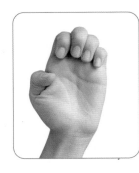

爪

五指并拢，大拇指第一指节，其余四指第一、二指节屈收扣紧，手腕伸直。

掌

①五指微屈，稍分开，掌心微含。
②拇指与食指竖直分开呈八字状，其余三指第一、二指节屈收，掌心微含（即八字掌）。

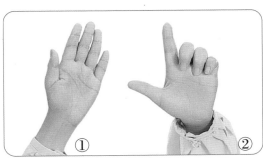

基本步型

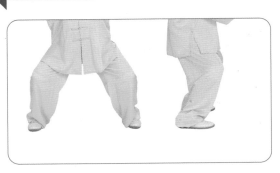

马步

开步站立，两脚间距约为本人脚长的2～3倍，屈膝半蹲，大腿略高于水平。
注意：年老体弱者可自行调整马步的高低。

---

*握固：是古人气功修炼中的一种手型握法，最早见于《老子·五十五》："骨弱筋柔而握固。"《抱朴子》则把握固和练功结合起来，倡导"握固守一"。其作用主要是调节人体的肝胆经。通过大拇指对无名指根节内侧的抵掐，可以刺激该反射点，对具有藏血、疏泄功能的肝脏起到相应的调节作用。

「八段锦功法组合」

▶ 预备势

动作流程及口诀

两足分开平行站，
横步要与肩同宽；
头正身直腰松腹，
两膝微屈对足尖；
双臂松沉掌下按，
手指伸直要自然；
凝神调息垂双目，
静默呼吸守丹田。

分步详解

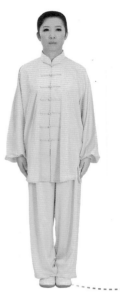

1 两腿并步站立，
双臂自然垂于体
侧，身体中正，
目视前方。

要 点

◆ 头向上顶，下颏微收，
舌抵上腭，双唇轻闭。

沉肩坠肘，
腋下虚掩

2 松腰沉髋，左腿向左侧
开步，约与肩同宽，脚
尖朝前。

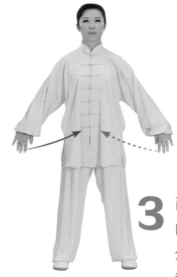

3 两臂离开体侧，
向内旋，两掌
分开向两侧摆
起，约与髋同
高，掌心向后。

4 上动不停，两腿膝关节稍屈，同时，两臂外旋，向前合抱于腹前呈圆弧形，与脐同高，掌心向内，两掌指尖距约 10 厘米，目视前方。

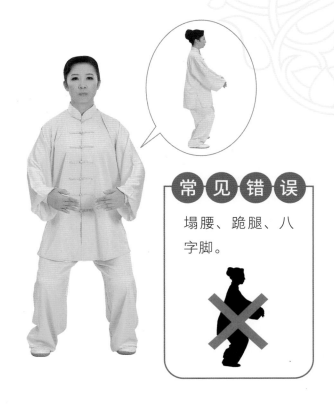

指尖相对，大拇指放平，膝关节弯曲不超过脚尖

常见错误

塌腰、跪腿、八字脚。

健身养生功效

宁静心神：

调整呼吸，消除身体疲劳，从精神与肢体上做好练功前的准备。

端正身形：

收髋敛臀，腹部松沉，端正身形。

使人冷静沉着：

意守丹田，命门穴放松，使人冷静沉着，处变不惊。

养生问答

问： 练习八段锦时，怎样让呼吸帮助养生？

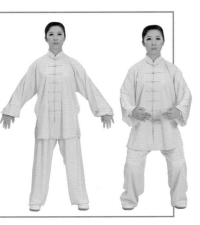

答 八段锦的呼吸法与六字诀一样，也是采用逆腹式呼吸（详见第四章中的六字诀呼吸法），同时配合提肛呼吸。即吸气时提肛、收腹，让膈肌上升；呼气时反之。这样长呼长吸，速度徐缓，不但能提升肺部的呼吸力，还能促进身体的气血循环。

第1段 两手托天理三焦

动作流程及口诀

两手托天理三焦，
十字交叉小腹前；
翻掌向上意托天，
左右分掌拨云式；
双手捧抱式还原，
式随气走要缓慢；
一呼一吸一周旋，
呼气尽时停片刻，
随气而成要自然。

分步详解

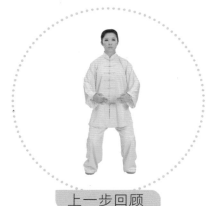

上一步回顾

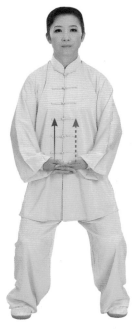

1 两臂外旋微下落，两掌五指分开在腹前交叉，掌心向上，目视前方。

2 两腿慢慢伸直；同时，两掌上托至胸前，两臂内旋向上托起，掌心向上，抬头，目视两掌。

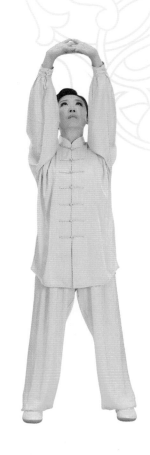

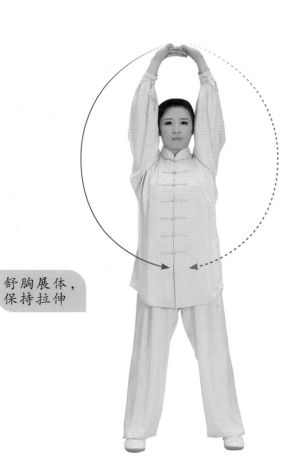

舒胸展体，保持拉伸

3 两臂继续上托至肘关节伸直，同时，下颏内收，目视前方，动作略停。

常 见 错 误

两掌上托时，抬头不够，继续上举时松懈断劲。

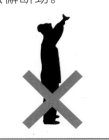

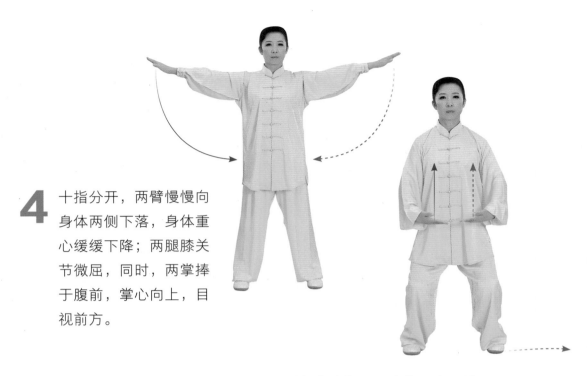

4 十指分开，两臂慢慢向身体两侧下落，身体重心缓缓下降；两腿膝关节微屈，同时，两掌捧于腹前，掌心向上，目视前方。

本式动作 1 至动作 4 为一遍，共做六遍。

健身养生功效

调和身体气血：

通过两手交叉上托，缓慢用力，保持抻拉，可调和身体气血。

防治肩颈部疾病：

通过拉长躯干与上肢各关节周围的肌肉、韧带及关节软组织，可以有效防治肩部疾病、预防颈椎疾病，也适宜办公久坐族的肩颈部保健。

养生问答

问： 怎样做上托、下落的动作对养生最有效？

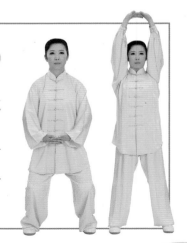

答 两掌上托后，两肩要随着两臂的伸举继续向上充分伸展，像伸懒腰一样，这样才能使身体的肺、肝、胃等腑脏器官得到舒展，真正做到舒胸展体。两臂下落时，由腰、胸、肩依次放松，再两臂下落。这样一张一缩、一紧一松，使身体内脏得到相应的调节。

第2段 左右开弓似射雕

动作流程及口诀

马步下蹲要稳健，
双手交叉左胸前；
左推右拉似射箭，
左手食指指朝天；
势随腰转换右式，
双手交叉右胸前；
右推左拉眼观指，
双手收回式还原。

分步详解

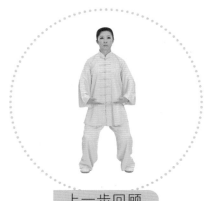

上一步回顾

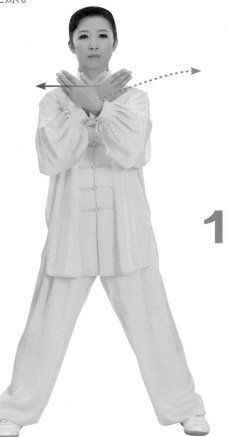

1 接上式。身体重心右移；左脚再向左侧开步站立，两膝关节自然伸直；同时，两掌向上交叉于胸前，左掌在外，两掌心向内；目视前方。

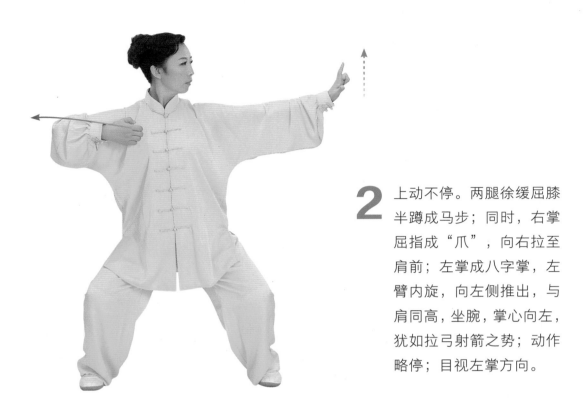

2 上动不停。两腿徐缓屈膝半蹲成马步；同时，右掌屈指成"爪"，向右拉至肩前；左掌成八字掌，左臂内旋，向左侧推出，与肩同高，坐腕，掌心向左，犹如拉弓射箭之势；动作略停；目视左掌方向。

3 身体重心右移；同时，右手五指伸开成掌，向上、向右划弧，与肩同高，指尖朝上，掌心斜向前；左手指伸开成掌，掌心斜向后；目视右掌。

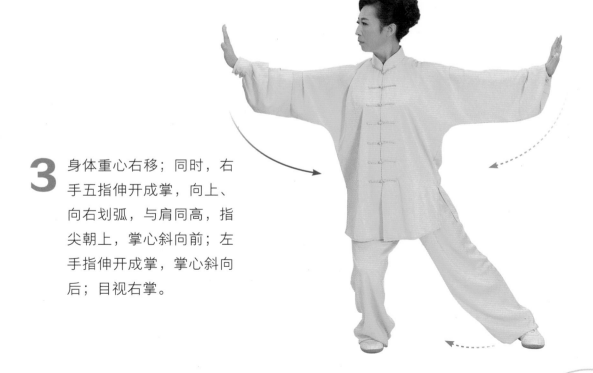

要点

◆ 年老体弱者可自行调整马步的高低。

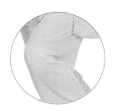

◆ 肩臂放平。

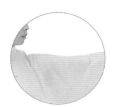

◆ 沉肩坠肘，坐腕，竖指，掌心含空。

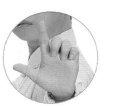

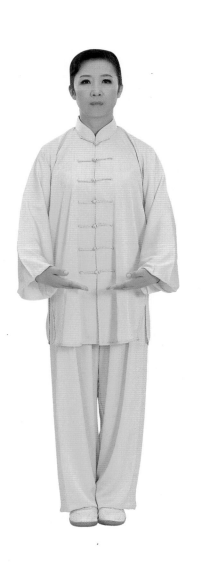

4 上动不停。重心继续右移；左脚回收成并步站立；同时，两掌分别由两侧下落，捧于腹前，指尖相对，掌心向上；目视前方。

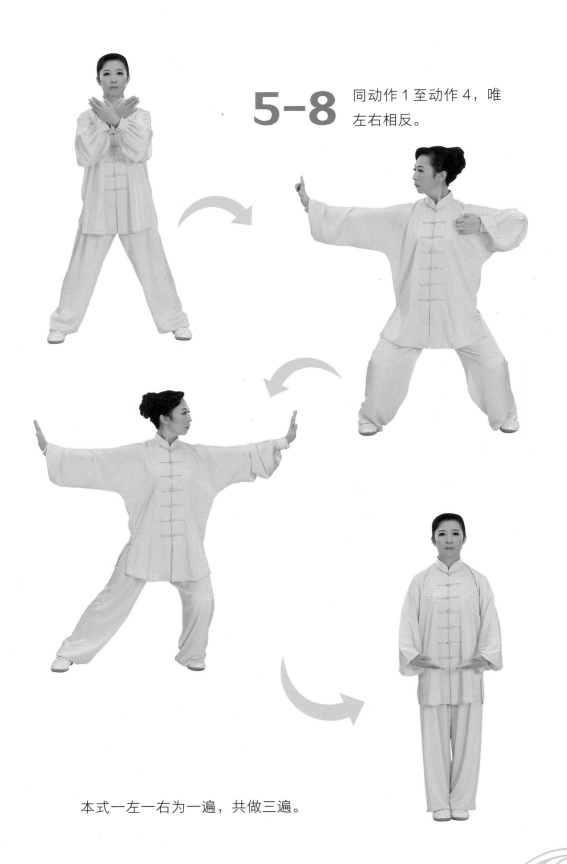

5-8 同动作 1 至动作 4，唯左右相反。

本式一左一右为一遍，共做三遍。

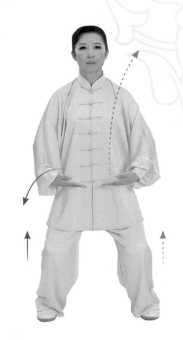

9 第三遍最后一动时，身体重心继续左移，右脚回收成开步站立，与肩同宽，膝关节微曲，两掌分别于两侧下落，捧于腹前，指尖相对，掌心向上，目视前方。

健身养生功效

展肩扩胸：

可刺激督脉*和背部腧穴*；同时刺激手三阴经和手三阳经等，可调节手太阴肺经等经脉之气。

可有效增加肌肉力量：

提高平衡和协调能力，增加下肢、前臂和手部肌肉的力量，提高手腕关节及指关节的灵活性。

有利于矫正不良姿势：

如驼背及肩内收，很好地预防肩、颈疾病等。

养生问答

问: 怎样做"开弓"最标准?

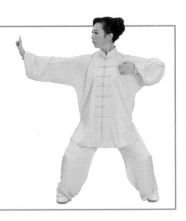

答 "开弓"是本式动作中的关键，在练习时以胸背、双臂带动全身。首先要放松胸背，接着挺胸展肩，同时两臂拉长，意贯食指顶端，使胸腹得到充分舒张，从而达到调节心肺功能的目的。

*督脉：奇经八脉之一，起于胞中，下出会阴，经尾闾，沿脊柱上行，至项后风府穴进入脑内，沿头部正中线经头顶、前额、鼻至龈交穴止。

*腧穴：即穴位，为身体各条经脉气血聚会出入、流入的处所。

第**3**段 调理脾胃须单举

双手重叠掌朝天，
右上左下臂捧圆；
右掌旋臂托天去，
左掌翻转至髀关；
双掌均沿胃经走，
换臂托按一循环；
呼尽吸足勿用力，
收式双掌回丹田。

分步详解

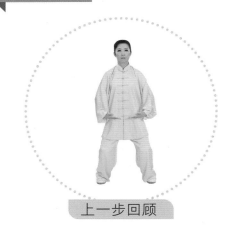

上一步回顾

1 两腿慢慢挺膝伸直，同时，左臂经面前外旋上举至头左上方，肘关节微屈，左掌上托，掌心向上，掌指向右；同时，右掌内旋下按至右髋旁，肘关节微屈，掌心向下，掌指向前，目视前方，动作略停。

舒胸
展体

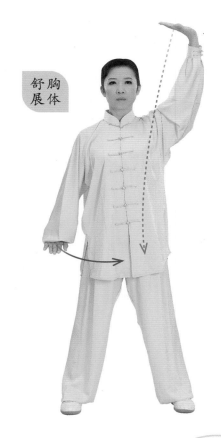

 要 点

◆ 上撑下按，力达掌根。

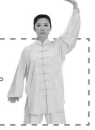

16

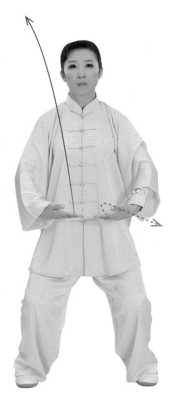

2 松腰沉髋，两腿膝关节微屈，身体重心缓缓下降；同时，左臂屈肘外旋，左掌经面前下落于腹前；右臂外旋，右掌向上捧于腹前，两掌掌心向上，指尖相对，相距约10厘米，目视前方。

3-4 同动作1、动作2，唯左右相反。

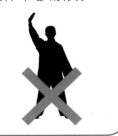

常 见 错 误

掌指方向不正，肘关节没有弯曲度，上体不够舒展。

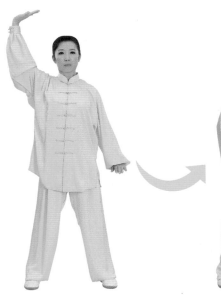

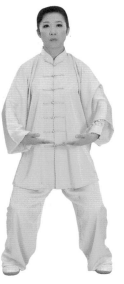

本式一左一右为一遍，共做三遍。

17

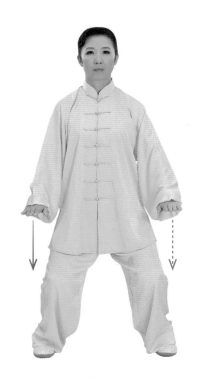

5 第三遍最后一动时，两腿膝关节微曲，两臂屈肘，两掌下按于髋旁，掌心朝下，掌指向前，目视前方。

健身养生功效

改善腑脏经络功能：

通过上肢一松一紧的上下对拉，锻炼肩部、上肢、腰部的肌肉，有效防治颈、肩、腰等骨关节疾病；还可以牵拉腹腔，对脾胃、肝、胆起到按摩作用，改善腑脏经络功能。

增强脊柱的灵活性与稳定性：

有效锻炼椎骨间的小关节及小肌肉，增强脊柱的灵活性与稳定性。

调理脾胃和脏腑经络：

刺激位于腹、胸肋部的相关经络以及背部腧穴，达到调理脾胃和脏腑经络的作用。

养生问答

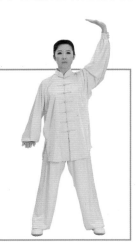

问： 怎样做对拉运动更养生？

答 肩关节充分地伸展与下沉，左右上肢同时加力对拉，这样才能使关节周围的肌肉、韧带等软组织得到锻炼，还能对腑脏加压，使之得到按揉，增加运动的保健作用。

第4段 五劳*七伤*往后瞧

动作流程及口诀

双掌捧抱似托盘，
翻掌封按臂内旋；
头应随手向左转，
引气向下至涌泉*；
呼气尽时平松静，
双臂收回掌朝天；
继续运转成右式，
收式提气回丹田。

分步详解

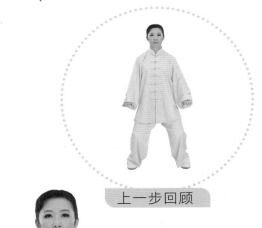

上一步回顾

1 接上式。两腿慢慢伸直，同时，两臂伸直，掌心向后，指尖向下，目视前方。

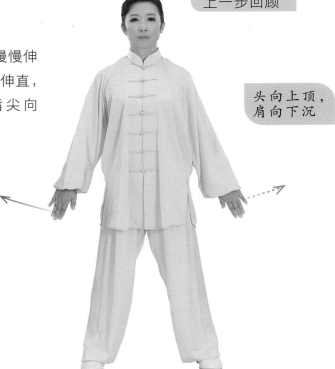

头向上顶，
肩向下沉

---

*五劳：指心、肝、脾、肺、肾五脏的劳损。
*七伤：指喜、怒、悲、忧、恐、惊、思七情的伤害。
*涌泉：穴位名，在足底部，卷足时足前部凹陷处。

2 两臂外旋向后展开，掌心向外，
头向左后转，目视左斜后方，
动作略停。

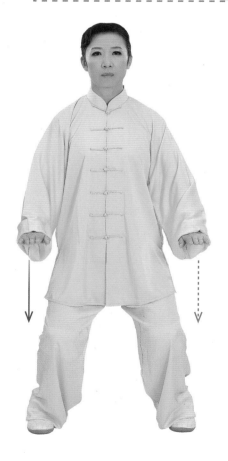

3 松腰沉髋，两腿膝关节微屈，
身体重心缓缓下降，同时，两
臂内旋按于髋旁，掌心向下，
指尖向前，目视前方。

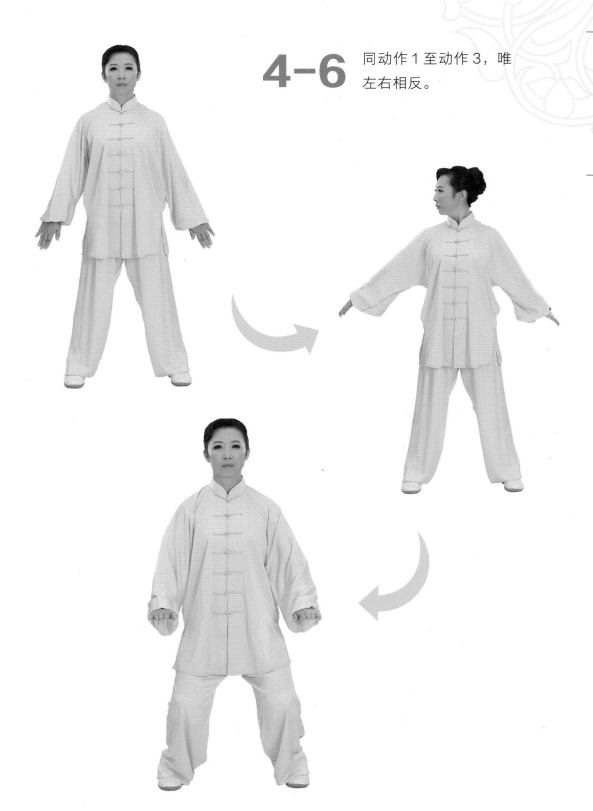

4-6 同动作 1 至动作 3，唯左右相反。

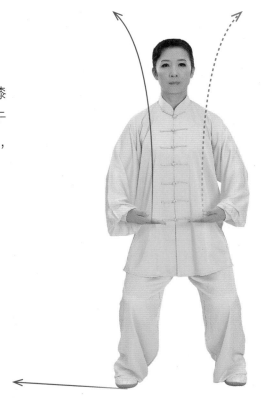

7 第三遍最后一动时，两腿膝关节微屈；同时，两掌捧于腹前，指尖相对，掌心向上，目视前方。

防治"五劳七伤"：

本式动作能增加颈部运动幅度，提升颈部及肩关节周围参与运动肌群的收缩力，并可刺激颈部大椎穴，达到防治"五劳七伤"的目的。

缓解身体疲劳：

可以扩张牵拉胸腔、腹腔内的脏腑，改善血液循环，缓解身体疲劳。

养生问答

问：怎样做"向后瞧"的动作更养生？

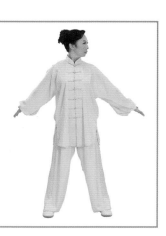

答 做"往后瞧"的动作时，注意转头时保持身体不动，扭转的幅度以个人能承受为宜。只有这样，才能使颈部、脊柱两侧的肌肉得到有效的收缩运动，并且同时让胸腹向前得到足够的伸展。

第5段 摇头摆尾去心火*

动作流程及口诀

马步扑步可自选，
双掌扶于膝上边；
头随呼气宜向左，
双目却看右足尖；
吸气还原接右式，
摇头斜看左足尖；
如此往返随气练，
气不可浮意要专。

分步详解

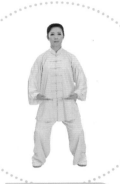

上一步回顾

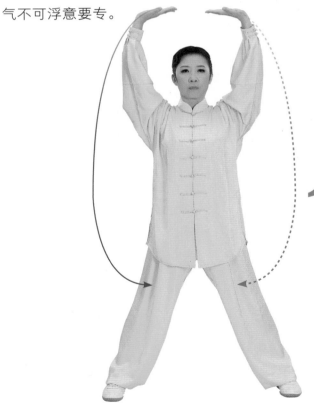

1 接上式。身体重心左移，右脚再向右开步站立，两腿自然伸直；同时，两掌上托，先与胸同高，再双臂内旋，两掌继续上托至头上方，肘关节微屈，掌心向上，指尖相对，目视前方。

---

*心火：即心热火旺的病证，属阳热内盛的病机。

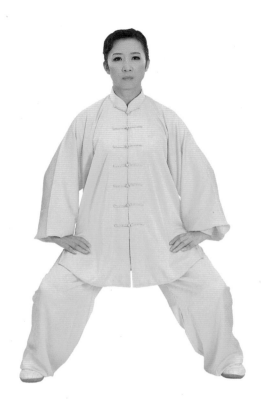

2 两腿慢慢屈膝半蹲成马步，同时，两臂向两侧下落；两掌扶于大腿根部，肘关节微屈，小指侧向前，目视前方。

要 点
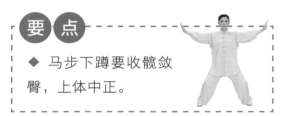
◆ 马步下蹲要收髋敛臀，上体中正。

3 身体重心稍向上，而后右移，上体先向右倾，再向右俯身，目视右脚。

常 见 错 误
前倾过大，使整个上身随之摆动。
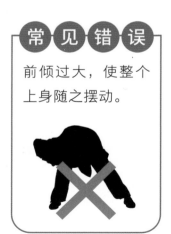

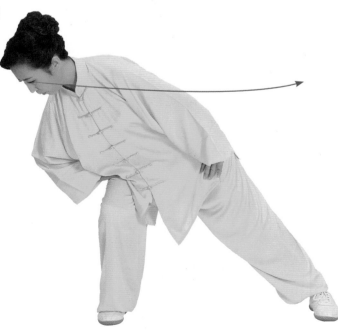

注 意 年老体弱者要注意动作幅度，不可强求。

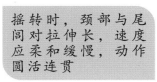

摇转时，颈部与尾
间对拉伸长，速度
应柔和缓慢，动作
圆活连贯

4 身体重心继续左移，同
时，上体由右向前、向
左旋转，目视右脚。

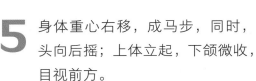

5 身体重心右移，成马步，同时，
头向后摇；上体立起，下颌微收，
目视前方。

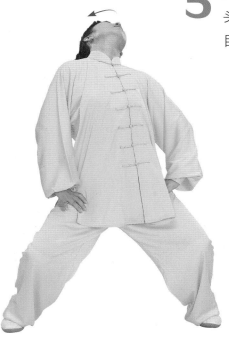

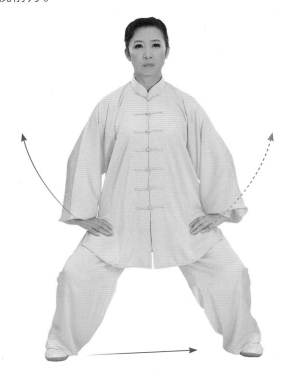

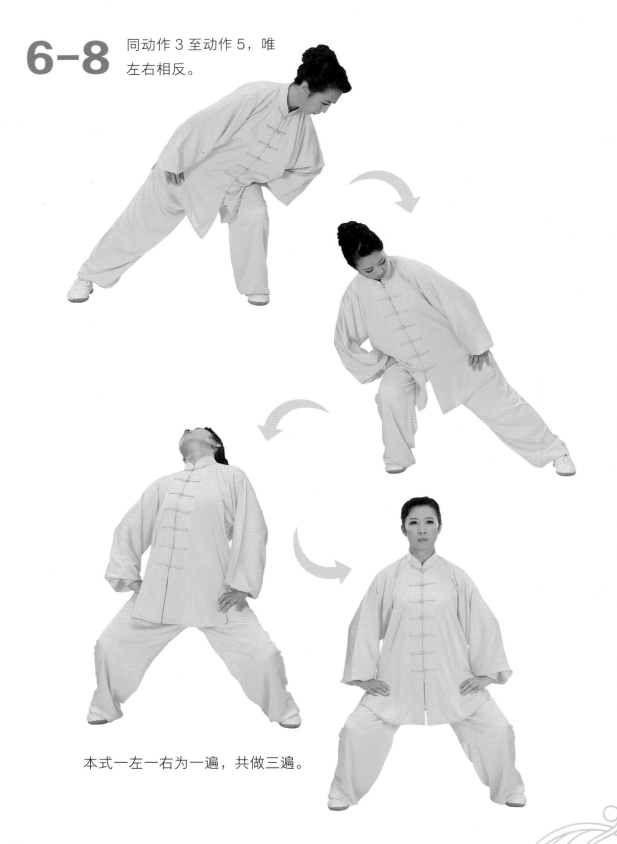

6-8 同动作3至动作5，唯左右相反。

本式一左一右为一遍，共做三遍。

9 做完三遍后，身体重心左移，右腿回收成开步站立，与肩同宽，同时，两掌向外经两侧上举；掌心相对，目视前方。

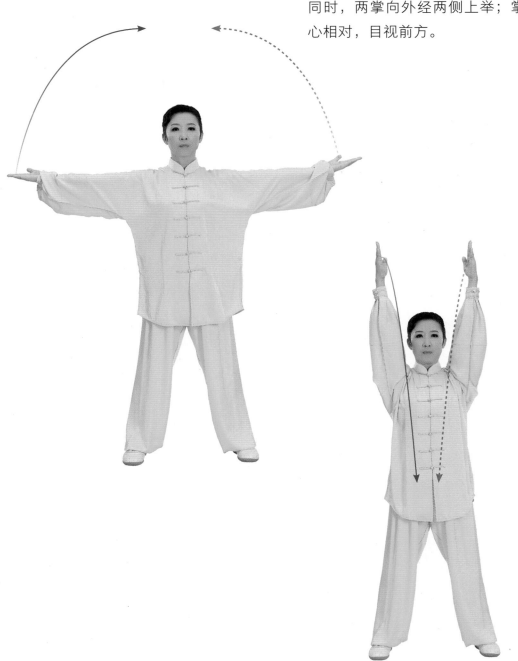

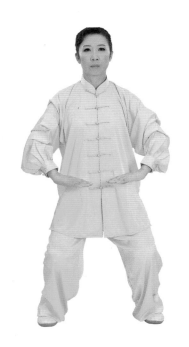

10 松腰沉髋，身体重心缓缓下降，两腿膝关节微屈，同时屈肘，两掌经面前下按至腹前，掌心向下，指尖相对，目视前方。

健身养生功效

去除心火：

通过两腿下蹲，摆动尾闾*，可刺激背部督脉；通过摇头，可刺激大椎穴，从而达到疏经泄热的作用，有助于去除心火。

增加身体灵活性：

灵活颈、脊柱、腰腹及臀部，提升其附近肌群的收缩和伸张力，也能有效增加身体关节的灵活性。

养生问答

问： 怎样做"摇头摆尾"更养生？

答 做"摇头摆尾"动作时，尾闾部位摇动圆活，加大尾闾摆动幅度，要突出腰骶部位的引领性，从而运动腰骶关节，刺激该部位的命门穴，调理肾脏，达到"以肾养身"。

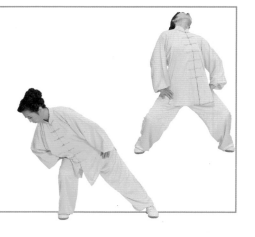

*尾闾：在尾骶骨末节。

第6段 两手攀足固肾腰

动作流程及口诀

两足横开一步宽，
两手平扶小腹前；
平分左右向后转，
吸气藏腰撑腰间；
式随气走定深浅，
呼气弯腰盘足圆；
手势引导勿用力，
松腰收腹守足底。

分步详解

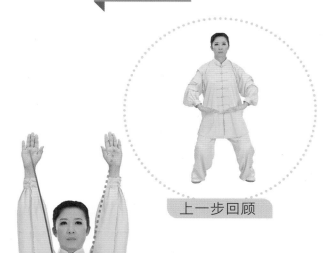

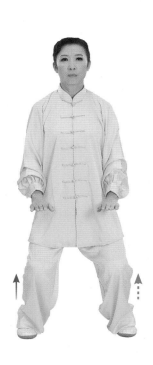

上一步回顾

1 两腿慢慢挺膝伸直站立，同时，两掌指尖向前；两臂向前、向上举起，肘关节伸直，掌心向前，目视前方。

2 转掌心相对，屈肘，两掌下按于胸前，掌心向下，指尖相对，目视前方。

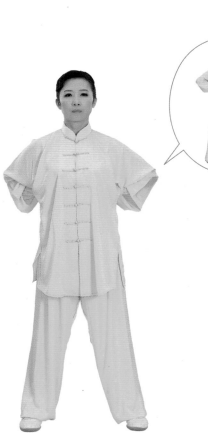

3 两臂外旋，掌心向上；双手掌指顺腋下向后插，拇指在前，四指在后，掌心向内沿脊柱两侧向下摩运至臀部，目视前方。

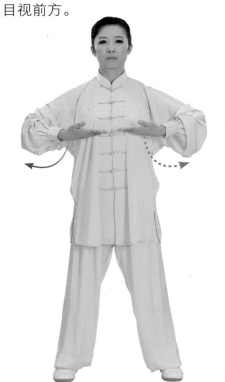

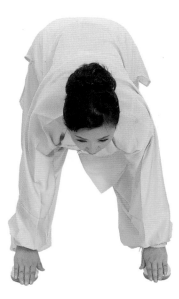

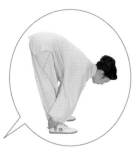

4 上体前俯，两掌继续沿腿后向下摩运，经脚两侧置于脚面，抬头，目视前下方，动作略停。

5 双掌沿地面前伸，用手臂带动上身起立；两臂伸直上举，掌心向前，目视前方。

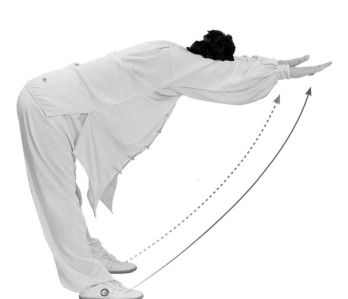

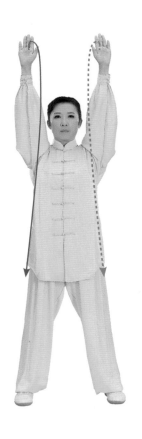

本式一上一下为一遍，共做六遍。

 年老体弱者可根据身体状况自行调整动作幅度，不可强求。

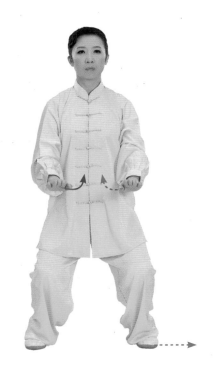

6 做完六遍后，松腰沉髋，重心缓缓下降，两腿膝关节微屈；同时，两掌向前下按至腹前，掌心向下，指尖向前；目视前方。

健身养生功效

增加身体肌力：

通过脊柱大幅度前屈后伸，可有效锻炼躯干前侧、脊柱肌群的力量与伸展性，增加身体肌力。

固肾壮腰：

对腰部的肾、肾上腺、输尿管等脏器有良好的牵拉、按摩作用，可改善其功能，刺激其活动，达到固肾壮腰的作用。

养生问答

问：怎样做"两手攀足"更养生？

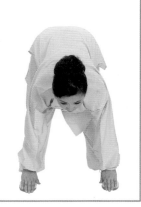

答 在做本动作时，要通过腰部发力，带动身体躯干的屈伸，这样才能对人体的肾及膀胱等脏腑产生良性刺激。另外，双手一定要循着足太阳膀胱经*进行导引按摩，这样才能进一步提升"固肾腰"的作用。

---

*足太阳膀胱经：起于睛明穴，上过额部，交于督脉直至百会穴，络肾，与心、脑有联系。

第7段 攒拳怒目增气力

动作流程及口诀

马步下蹲眼睁圆，
双拳束抱在腰侧；
拳引内气随腰转，
前打后拉两臂旋；
吸气收回呼气放，
左右轮换眼看拳；
两拳收回腰侧抱，
收脚按掌式还原。

分步详解

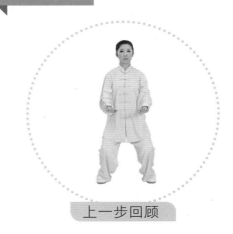

上一步回顾

1 接上式。身体重心右移，左腿向左开步，两腿慢慢屈膝半蹲成马步，同时，两拳握固，抱于腰侧，拳眼朝上，目视前方。

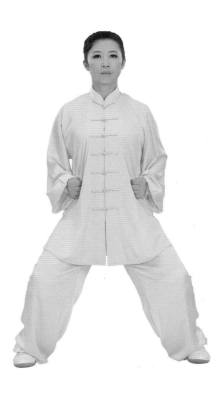

要 点

◆ 马步的高低可根据自己的腿部力量灵活掌握。

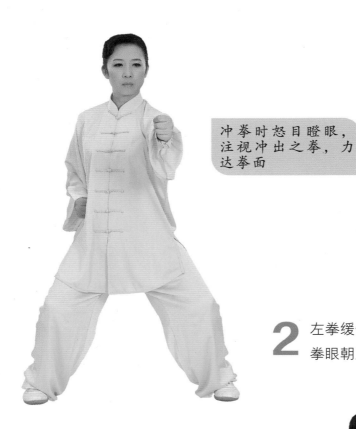

冲拳时怒目瞪眼，注视冲出之拳，力达拳面

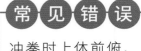

冲拳时上体前俯，端肩，掀肘。

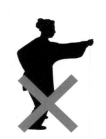

2 左拳缓慢用力向前冲出，与肩同高，拳眼朝上，视左拳冲出方向。

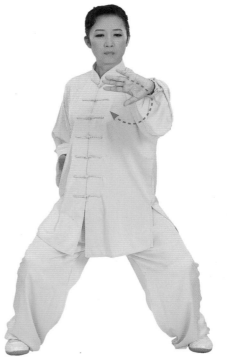

3 左臂内旋，左拳变掌，虎口朝下，目视左掌。

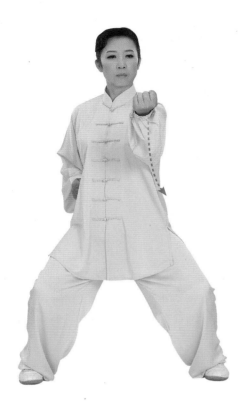

拳回收时，先五指伸直充分旋腕，再屈指用力抓握

4 左臂外旋，肘关节微屈；同时，左掌向左缠绕，变掌心向上后握固；目视左拳。

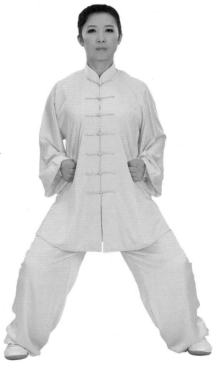

5 屈肘，回收左拳于腰侧，拳眼朝上；目视前方。

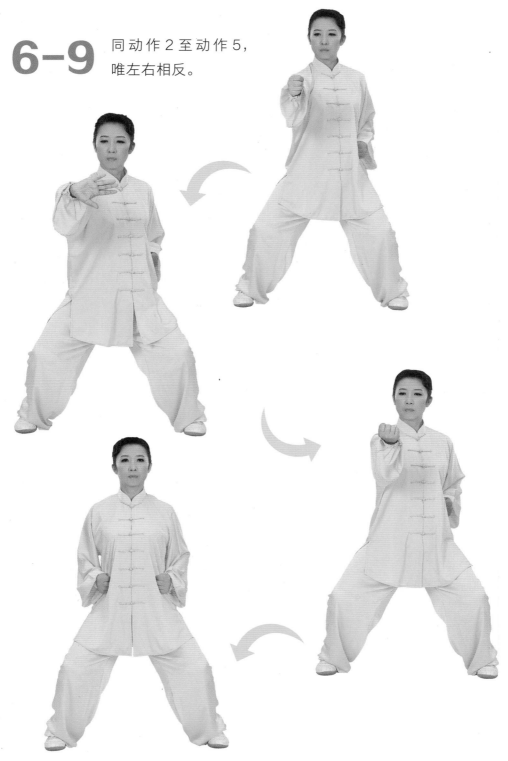

6-9 同动作2至动作5，
唯左右相反。

本式一左一右为一遍，共做三遍。

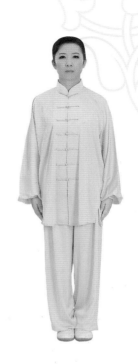

10 三遍后，身体重心右移，左脚回
收成并步站立，同时，两拳变掌，
自然垂于体侧，目视前方。

健身养生功效

增加气力：

本动作可使全身肌肉、筋脉受到静力牵张的刺激，坚持锻炼可使全身肌肉结实，
增加气力。

提高关节活动功能：

本动作强调手的握固，能增加手指的力量，提高手部关节的活动功能。

强筋健骨：

本式中的"怒目瞪眼"可刺激肝经，肝主疏泄，因此有强筋健骨、防止眼底动脉
硬化的作用。

养生问答

问： 怎样做"攒拳怒目"更养生？

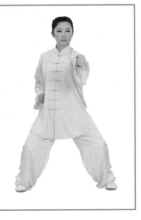

答 根据动作要领，无论是冲拳还是五指抓握，劲力都
是源于丹田，双脚要扎稳，这样才能给予丹田之力以强
有力的支撑，也会让双腿、腹部更有力。另外，怒目的
要求是双眼尽力瞪圆。中医认为，"肝主筋，开窍于目"，
两眼似怒目，才能刺激肝部，调节肝的疏泄功能。

第8段 背后七颠百病消

动作流程及口诀

两腿并立撇足尖，
足尖用力足跟悬；
呼气上顶手下按，
落足呼气一周天；
如此反复共七遍，
全身气走回丹田；
全身放松做颠抖，
自然呼吸态怡然。

分步详解

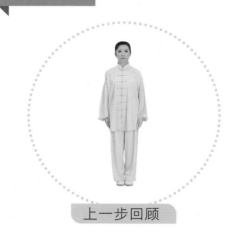

上一步回顾

1 接上式。两脚跟提起，头上顶，目视前方，动作略停。

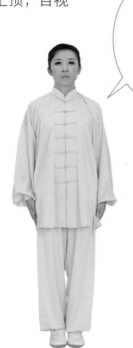

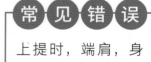

要 点

◆ 肩向下沉。
◆ 两腿并拢。
◆ 百会穴上顶。
◆ 脚跟尽力抬起。

常 见 错 误

上提时，端肩，身体重心不稳。

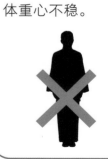

2 两脚跟下落，咬牙，轻震地面，目视前方。

◆ 沉肩舒臂，周身放松。

本式一起一落为一遍，共做七遍。

健身养生功效

提高平衡能力：

本动作可有效锻炼小腿后部肌群力量，拉长足底肌肉、韧带，提高人体的平衡能力。

放松肌肉：

落地震动可轻度刺激下肢及脊柱各关节内外结构，并使全身肌肉得到放松复位。同时颠足可刺激脊柱与督脉，使全身脏腑经络气血畅通、阴阳平衡。

刺激足部经脉：

脚十趾抓地，有效刺激足部有关经脉。

养生问答

问：怎样做"背后七颠"更养生？

答 在练习本式时，一定要保持住身体的平衡，这样才能最大限度地减少身体的晃动感，增加重心稳定。另外，要注意在脚跟落地时，上下齿轻轻咬合，双膝放松，自然微弯曲，这样才能避免震动时对头部造成的不适感，让本动作更养生。

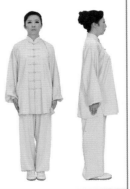

收势

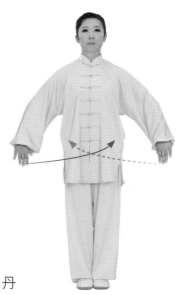

1 接上式。两臂内旋，向两侧摆起，与髋同高，掌心向后。

2 屈肘，两掌相叠置于丹田处（男性左手在内，女性右手在内），目视前方。

要 点

◆ 心平气和，气沉丹田。

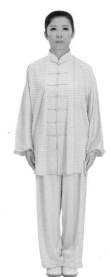

3 两臂自然下落，两掌轻贴于腿外侧，目视前方。

养生问答

问：怎样掌握八段锦锻炼的运动量？

答 一般情况下，每次练习可以做 1～2 遍，每遍之间休息约 2 分钟，加上准备和结束时的整理运动，一次的练习在 40 分钟以内为宜。也可以根据个人情况，将整套功法拆开，从中选择进行练习。一周以练习 5 次为宜。

第二章
五禽戏

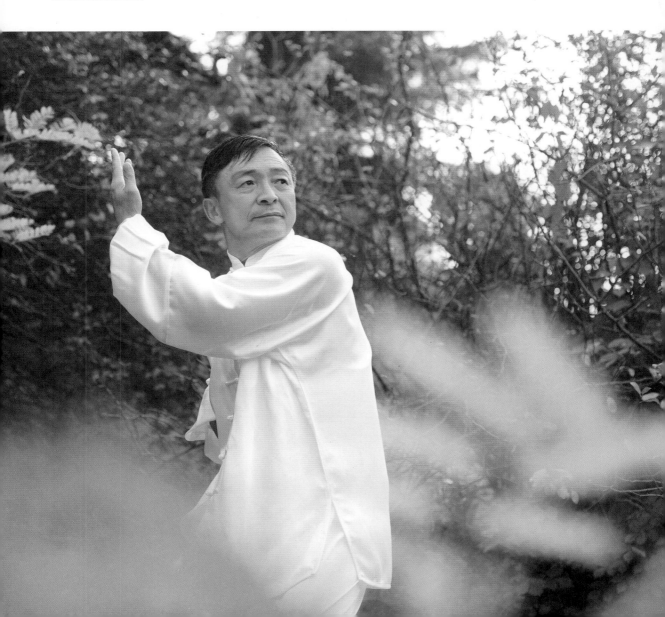

「五禽戏历史源流」

五禽戏，又称五禽操、五禽气功、百步汗戏等。"五禽"是指虎、鹿、熊、猿、鸟五种动物，"戏"是游戏、玩耍的意思。据说，五禽戏是汉代名医华佗在观察了很多动物之后，以模仿五种动物的形态和神态创编而成。每一戏都各具特色和养生功效，连起来又浑然一体，通过整体练习，达到舒展筋骨、畅通经脉的目的。

虎戏	练习时模仿虎的动作，有虎举、虎扑，形似猛虎扑食、虎威铮铮。虎戏在五行属木，主肝，可以起到养肝明目、强壮腰腿的作用。
鹿戏	练习时模仿鹿的动作，有鹿抵、鹿奔，形似鹿扭腰、鹿奔跑。鹿戏在五行属水，主肾，可以起到刺激肾脏、壮腰强肾、舒筋的作用。
熊戏	练习时模仿熊的动作，有熊运、熊晃，形似熊走路、摇晃。熊戏在五行属土，主脾胃，可以起到增强消化系统功能，缓解胃肠道不适的作用。
猿戏	练习时模仿猿的动作，有猿提、猿摘，形似猿提东西、采摘果实。猿戏在五行属火，主心，可以通畅心经血脉，改善心悸、心慌、失眠多梦等症状。
鸟戏	练习时模仿鸟的动作，有鸟伸、鸟飞，形似鸟伸展双翅、飞翔。鸟戏在五行属金，主肺，可以提升肺脏的呼吸功能，并提高身体的协调平衡能力。

五禽戏发展至今，已形成不少流派，每个流派都有着不同的风格与特点，但他们都是根据"五禽"的动作，结合自身的需要进行改编的，都是活动筋骨、疏通气血的"仿生式"运动。本书中"五禽戏"的动作编排按照《三国志·华佗传》，顺序为虎、鹿、熊、猿、鸟；共10个动作，每戏2个动作，并在功法的开始和结束增加了起势调息和引气归元，体现了调心、调身、调息三者的统一。

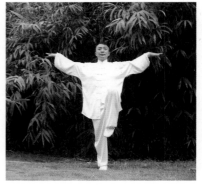

「五禽戏习练要领」

健身气功五禽戏是在吸取传统五禽戏各流派精华的基础上加以提炼的，是传统养生学说与强身健体的方法结合起来的健身功法，对人体具有畅通经络、调和气血、活动筋骨、滑利关节的作用。练习前注意以下内容可以有效帮助您提高练习效果。

 ┃ 排除杂念 投入其中 ┃

练习五禽戏前，要求习练者先排除杂念，使思想集中，做到心静神凝。并且，在练习每一戏时，要求进入该戏的意境。例如，练虎戏时，可以把自己想象成威猛无比的老虎；练鹿戏时，可以把自己想象成轻灵迈步的梅花鹿……这样不断调整心理状态，不但能感受到五禽戏运动的真谛，还有助于缓解紧张、烦闷的精神状态。

 ┃ 一招一式 精准到位 ┃

练习五禽戏时，要根据动作的解析做到与之相应的动作形态，可以参考本书中的图示或视频演示，需要动作到位，特别是对动作的起落、高低、轻重、缓急、虚实要分辨清楚，做到不僵不滞、柔和灵活。

 ┃ 调理气息 调畅气血 ┃

五禽戏对气息的锻炼具有丰富的内涵，它是一种中等强度的有氧运动。例如，虎戏中要求两掌上提时吸气，下落时呼气。又如鹿抵时要求两掌上提时吸气，会阴部提起，下按时呼气，会阴部放松。通过多种方式控制气息，使练习时的动作、身形、气息、神韵浑然一体，实现调心、调身、调息的三者统一，对身体健康具有明显的调节作用。

中老年朋友注意根据自己身体的情况量力而行，遵循"由浅入深、由易到难"的原则，切忌急于求成，贪多求快，以练习后精神愉悦，肌肉略感酸胀但不疲劳为宜。

「五禽戏基本步型」

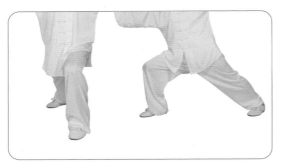

弓步

两腿前后分开一大步，横向之间保持一定宽度，右（左）腿屈膝前弓，大腿斜向地面，膝与脚尖上下相对，脚尖微内扣；左（右）腿自然伸直，脚跟蹬地，脚尖稍内扣，全脚掌着地。

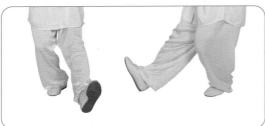

虚步

右（左）脚向前迈出，脚跟着地。脚尖上翘，膝微屈；左（右）腿屈膝下蹲，全脚掌着地，脚尖斜向前方。臀部与脚跟上下相对。身体重心落于左（右）腿。

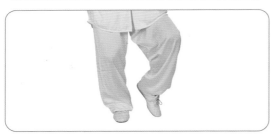

丁步

两腿左右分开，间距约10～20厘米，两腿屈膝下蹲，左（右）脚脚跟提起，脚尖着地，虚点地面，置于右（左）脚脚弓处，右（左）脚全脚掌着地踏实。

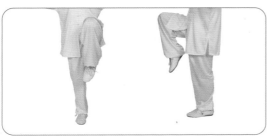

提膝平衡

左（右）腿直立站稳，上体正直；右（左）腿在体前屈膝上提，小腿自然下垂，脚尖向下。

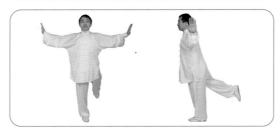

后举腿平衡

右（左）腿蹬直站稳，左（右）脚伸直，向体后举起，脚面绷平，脚尖向下。

「五禽戏功法组合」

▶ 起势——调息安神

起势主要用于帮助练习者先排除杂念，再调和气息，用于宁心安神，以进行后面的练习。

分步详解

1 两脚并拢，自然伸直；两手自然垂于体侧；胸腹放松，头项正直，下颏微收，舌抵上腭；目视前方。左脚向左平开一步，稍宽于肩，两膝微屈，松静站立。

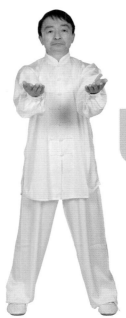

意念沉肩，再两臂启动，肘尖有下垂感觉

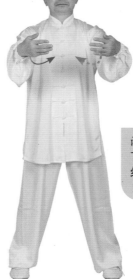

两掌上提、内合、下按时，运行路线成弧形，圆活自如

2 肘微屈，两臂在体前向上、向前平托，与胸同高。

3 两肘下垂外展，两掌向内翻转，并缓慢下按于腹前，目视前方。重复动作2、动作3两遍后，两手自然垂于体侧。

练习注意

在松静站立的基础上，两臂缓慢柔和地上提下按，同时注意动中有静，静中有动。

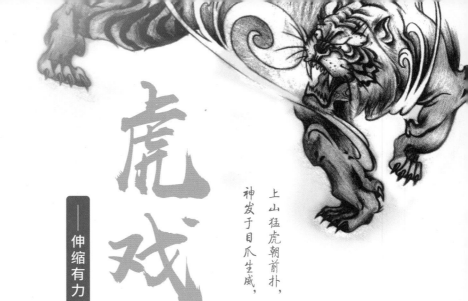

虎戏

上山猛虎朝前扑，震膀摇脊动锁骨；

神发于目爪生威，强筋壮骨健脏腑。

虎戏属木，练筋明目通肝，虎体威性凶、气势凌人，神发于睛，威生于爪，取其特性之气，运用爪力、摇头摆尾，以鼓荡周身运动，主要模仿虎的威猛，从而促进身体健康。

基本手型

虎爪

五指张开，虎口撑圆，第一、二指关节弯曲内扣。

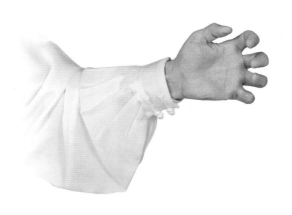

健身作用

常练虎戏通过四肢、两掌、两目的锻炼强健筋肉，灵活关节，对肝系统进行有效调节；同时具有强骨壮肾的作用。

练习注意

练功时做到外动内静，意守命门。不仅要做到其形似，还要注重其神似，要有虎之威，使肝气条达，舒畅，充养肝血。

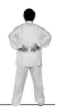

虎举

动作流程及口诀

十指尽力伸，
屈指虎口撑；
旋腕依次握，
反掌向上举。

分步详解

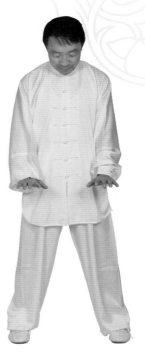

1 接起势。两手掌心
向下，十指撑开。

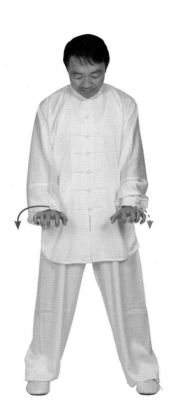

2 再弯曲手指呈虎爪
状；目视两掌。

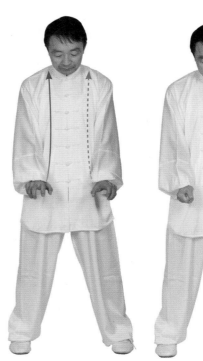
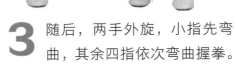

3 随后，两手外旋，小指先弯
曲，其余四指依次弯曲握拳。

4 两拳沿体前缓慢上提至肩前时，十指撑开，举至头上方再弯曲呈虎爪状；目视两掌。

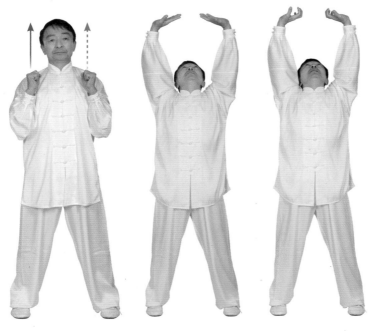

常见错误

两掌上举时，身体后仰，成反弓状。

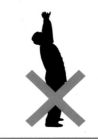

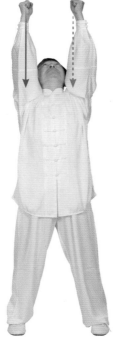

5 两掌外旋握拳，拳心相对；目视两拳。两拳下拉至肩前时，变掌下按。沿体前下落至腹前，十指撑开，掌心向下；目视两掌。

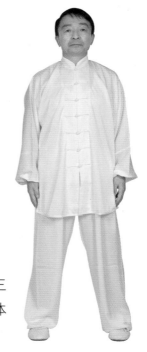

6 重复动作1至动作5三遍后，两手自然垂于体侧；目视前方。

虎扑

动作流程及口诀

手握空拳两侧起，
挺胸塌腰向前伸；
送髋挺腹胸后仰，
提膝扑按力达指。

分步详解

1 接上式。两手握空拳，沿身体两侧上提至肩前上方，同时身体自然后仰。

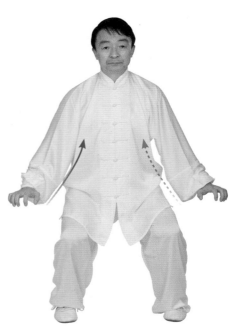

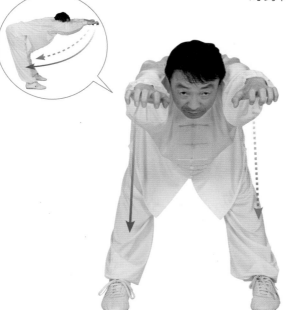

2 两手向上、向前划弧，十指弯曲成"虎爪"，掌心向下；同时上体前俯，挺胸塌腰；目视前方。

3 两腿屈膝下蹲，收腹含胸；同时，两手向下划弧至两膝侧，掌心向下；目视前下方。

4 随后，两腿伸膝，送髋，挺腹，后仰；同时，两掌握空拳，沿体侧向上提至胸侧；目视前上方。

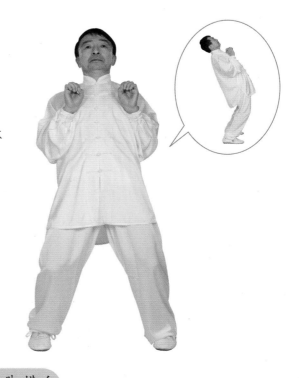

迈步时，两脚横向间距要保持一定宽度，适当增大稳定角度

6 随后上体抬起，左脚收回，开步站立；两手自然下落于体侧；目视前方。

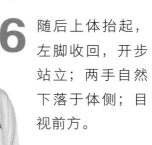

5 左腿屈膝提起，两手上举。左脚向前迈出一步，脚跟着地，右腿屈膝下蹲，成左虚步；同时上体前倾，两拳变"虎爪"向前、向下扑至膝前两侧，掌心向下；目视前下方。

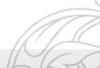

7-11

同动作1至动作5，唯左右
相反，为一遍。

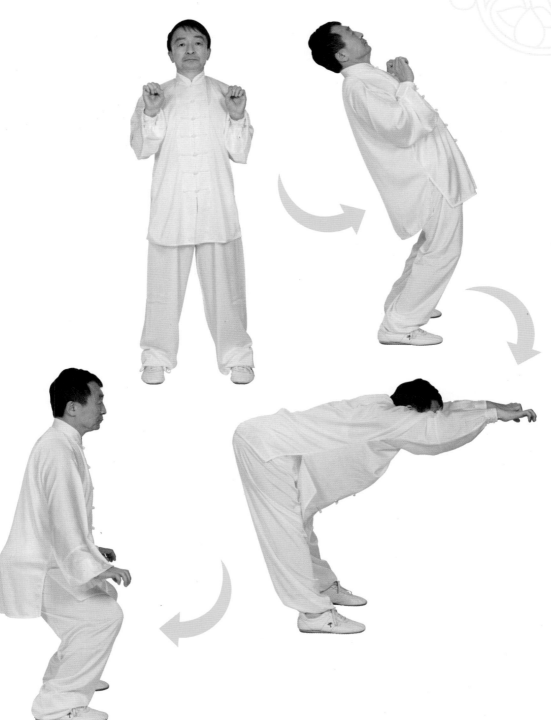

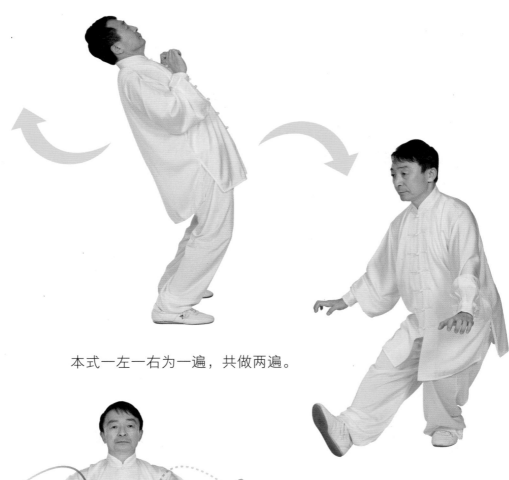

本式一左一右为一遍，共做两遍。

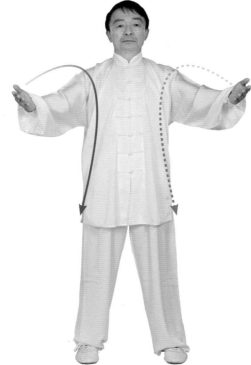

12 两掌向身体侧前方举起，与胸同高，掌心向上；目视前方。两臂屈肘，两掌内合下按，自然垂于体侧；目视前方，还原成如图动作 6。

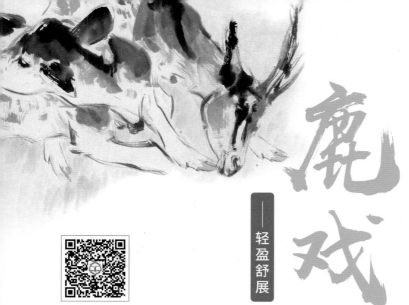

鹿戏

——轻盈舒展

仰身穿掌看天河，左右斜视步轻挪，
腰酸腿寒能防治，生精补血眼神活。

鹿戏属水，健腰强肾，身形矫健，喜爱欢跳。鹿戏主要模仿鹿的嬉戏欢跳动作，轻捷舒展，自由奔放，来活动全身经络关节。

基本手型

鹿角

拇指伸直外张，食指、小指伸直，中指、无名指弯曲内扣。

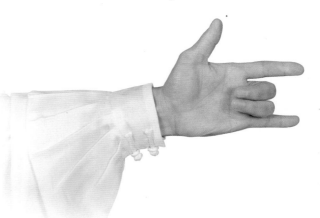

健身作用

练鹿戏，使整个脊椎充分旋转，锻炼腰部肌肉力量，还可以使腰肾、督脉得到充分锻炼，达到强肾目的。

练习注意

练鹿戏时，可以想象自己是原野上的梅花鹿，众鹿戏抵，伸足迈步。另外，还要以意领气，让气蓄于丹田，使气盈溢而散，配合呼吸，气行血走。

鹿抵

动作流程及口诀

脚尖外展手摆起，
肘抵腰侧上臂举；
指尖朝后目下视，
腰部侧弯加劲拉。

分步详解

1 接上式。两腿微屈，身体重心移至右腿，左脚经右脚内侧向左前方迈步，脚跟着地；同时，身体稍右转；两掌握空拳，向右侧摆起，拳心向下，高与肩平；目随手动，视右拳。

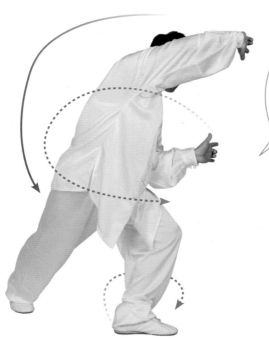

2 身体重心前移；左腿屈膝，脚尖外展踏实；右腿伸直蹬实；同时，身体左转，两掌成"鹿角"，向上、向左、向后划弧，掌心向外，指尖朝后，左臂弯曲外展平伸，肘抵靠左腰侧；右臂举至头前，向左后方伸抵，掌心向外，指尖朝后；目视右脚跟。

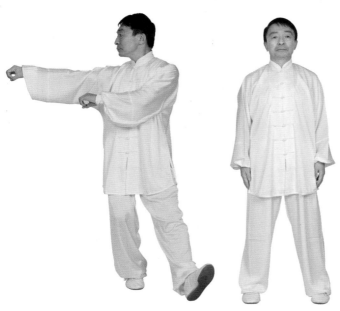

3 身体右转，左脚收回，开
步站立；同时两手向上、
向右、向下划弧，两手变
拳再变掌下落于体侧；目
视前下方。

4-6 同动作1至3，唯左右
相反。

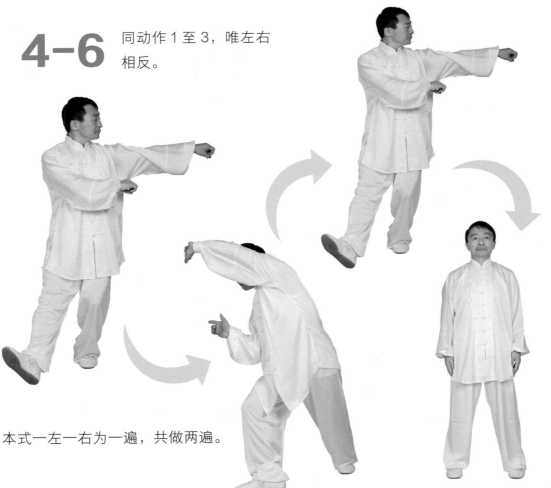

本式一左一右为一遍，共做两遍。

鹿奔

动作流程及口诀

脚尖外展手摆起，
肘抵腰侧上臂举；
指尖朝后目下视，
腰部侧弯加劲拉。

分步详解

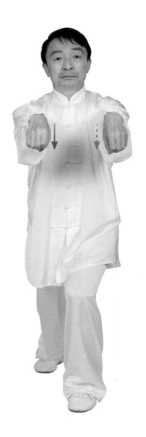

1 接上式。左脚向前跨一步，屈膝，右腿伸直，成左弓步；同时，两手握空拳，向上、向前划弧至体前，屈腕，拳心向下；目视前方。

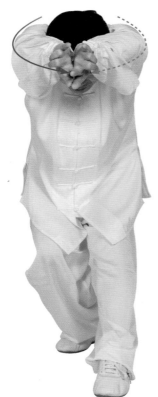

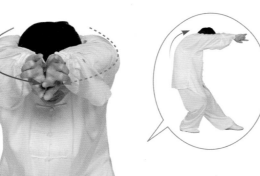

低头收腹部，头顶与尾骶向前，弓背向后

2 身体重心后移；左膝伸直，全脚掌着地；右腿屈膝；低头，弓背，收腹；同时，两臂内旋，两掌前伸，掌背相对，拳变"鹿角"。

常 见 错 误

背部"横弓"不够明显。

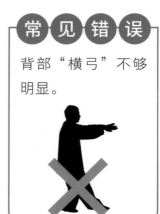

3 身体重心前移，上体抬起；右腿伸直，左腿屈膝，成左弓步；松肩沉肘，两臂外旋，"鹿角"变空拳，高与肩平，拳心向下；目视前方。

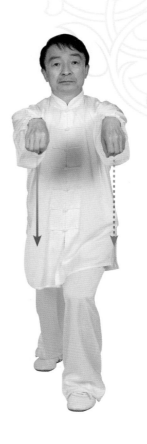

4 左脚收回，开步直立；两拳变掌，回落于体侧；目视前方。

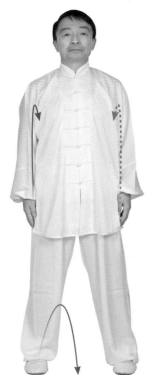

5-8 同动作1至动作4，唯左右相反。

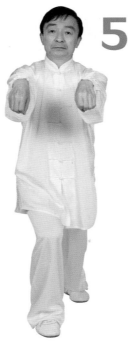

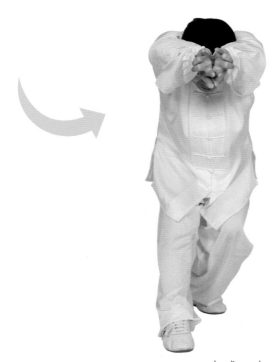

本式一左一右为一遍，共做两遍。

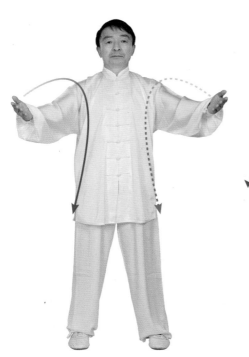

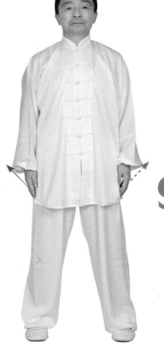

9 连做两遍后，两掌向身体侧前方举起，与胸同高，掌心向上；目视前方。屈肘，两掌内合下按，自然垂于体侧；目视前方。

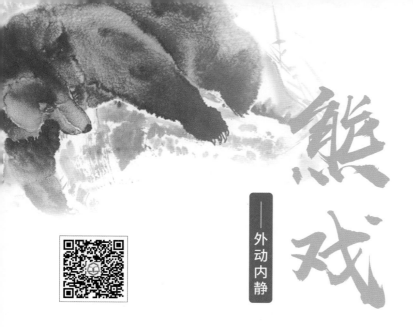

熊戏

——外动内静

甩髋带腿双手按，倾肩屈肋头脸转；

斜运马步憨拙态，内气周流肠胃健。

熊戏属土，练肌肉，健脾胃。熊外形似笨拙，实则浑厚沉稳，内在劲大，心灵巧。熊戏主要模仿熊的憨厚刚直、沉稳晃体等动作，来强健四肢筋骨肌肉。

基本手型

熊掌

拇指压在食指指端上，其余四指并拢弯曲，虎口撑圆。

健身作用

练熊戏，能够强脾治肝，促进消化，有利睡眠，增长力气，灵活关节。持久练习，有助于防治脾虚、肝脾肿大、糖尿病、便秘、胃下垂、胃酸过多、十二指肠溃疡、脱肛等病症。

练习注意

练熊戏时，可想象自己是山林中的黑熊，转腰运腹，自由漫行。注意用肩领脊，再动全身，让肘、腕、髋、膝、踝等各部位全动，正所谓牵一发而动全身。

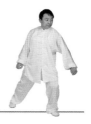

熊运

动作流程及口诀

拳眼相对垂小腹，
挤肝压脾上舒服；
运化脾胃立圆转，
腰腹摇晃防劳损。

分步详解

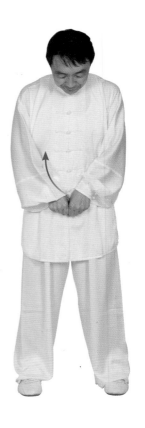

1 接上式。两掌握空拳成
"熊掌"，拳眼相对，
垂于下腹部；目视两拳。

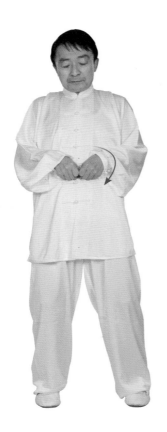

肩肘放松，两掌轻附
于腰、腹，体会用腰
腹的摇晃来带动两
手运行

2 以腰、腹为轴，上体做顺时针摇晃；
同时，两拳随之沿右肋部、上腹部、
左肋部、下腹部划圆；目随上体摇
晃环视。重复一次。

3-4 同动作1至动作2，唯左右方向相反。

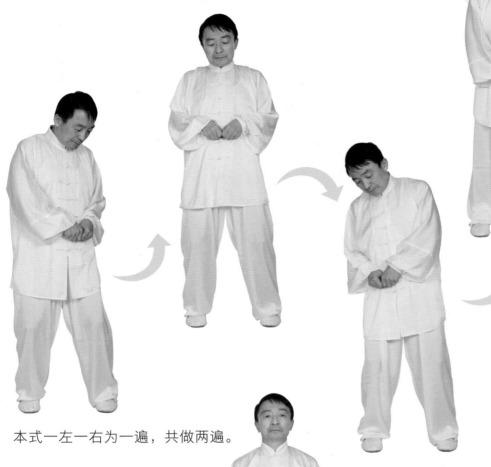

本式一左一右为一遍，共做两遍。

5 连做两遍后，两拳变掌下落，自然垂于体侧，目视前方。

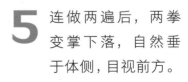

熊晃

提髋迈步向前靠，
重心后坐两臂摆；
一晃三动乐逍遥，
挤腰晃肩髋膝转。

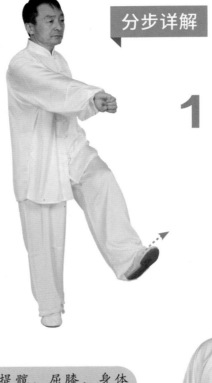

1 接上式。身体重心右移；左髋上提，牵动左脚离地，再微屈左膝；两掌握空拳成"熊掌"；目视左前方。

提髋，屈膝，身体重心前移，脚自然落地，体重落于全脚掌

2 身体重心前移；左脚向左前方落地，全脚掌踏实，脚尖朝前，右腿伸直；身体右转，左臂内旋前靠，左拳摆至左膝前上方，拳心朝左；右拳摆至体后，拳心朝后；目视左前方。

3 身体左转，重心后坐；右腿屈膝，左腿伸直；拧腰晃肩，带动两臂前后弧形摆动；右拳摆至左膝前上方，拳心朝右；左拳摆至体后，拳心朝后；目视左前方。

4 身体右转，重心前移；左腿屈膝，右腿伸直；同时，左臂内旋前靠，左拳摆至左膝前上方，拳心朝左；右拳摆至体后，拳心朝后；目视左前方。

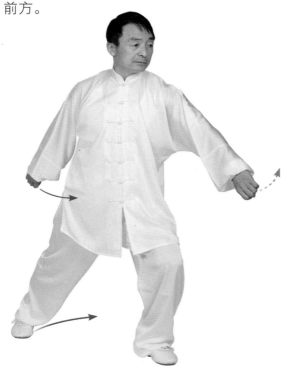

5-8 同动作1至动作4，唯左右方向相反。

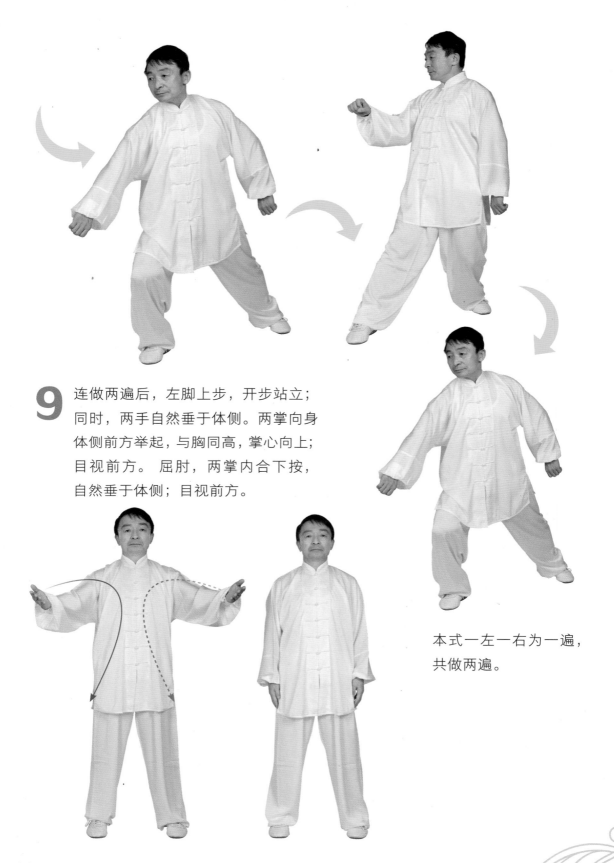

9 连做两遍后，左脚上步，开步站立；同时，两手自然垂于体侧。两掌向身体侧前方举起，与胸同高，掌心向上；目视前方。 屈肘，两掌内合下按，自然垂于体侧；目视前方。

本式一左一右为一遍，共做两遍。

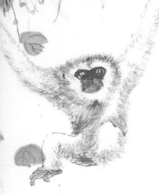

猿戏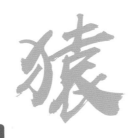

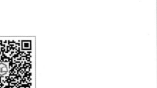
——轻灵敏捷

扭腰转脸左右看，目光闪动手护面；

屈膝缩脖比机灵，补肾治肝还养目。

猿戏属火，练脑健心。猿生性喜动不喜静，擅长攀缘跳蹿、闪躲隐藏。猿戏仿效猿的灵活敏捷、轻松活泼、左顾右盼等动作，锻炼肢体的灵活性。

基本手型

猿钩

五指指腹捏拢，屈腕。

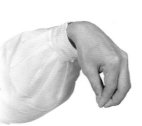

握固

拇指抵掐无名指根节内侧，其余四指屈拢收于掌心。

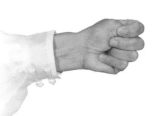

健身作用

练猿戏，能养心补脑、开窍益智、疏通血脉，有效防治健忘、脑血管疾病、贫血等病症。

练习注意

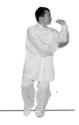

练猿戏时，可以想象自己是置身于花果山中的灵猴，活泼灵巧，能摘桃果；练习时，注意意守劳宫穴*。

—————————————————————————

*劳宫穴：位于人体的手掌心，握拳屈指时，位于中指和无名指指尖中间，属手厥阴心包经，主治心痛、心悸等病症。

猿提

手指分开速撮拢，
耸肩夹肘团脸中；
收腹提肛足抬起，
转颈挤胸压血管。

分步详解

1 接上式。开步站立，两掌在体前，手背相靠，手指朝下，双眼看掌，再屈腕撮拢捏紧成"猿钩"。

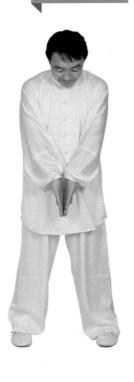

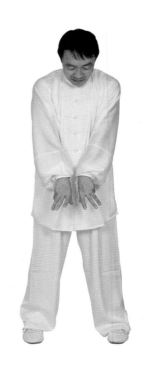

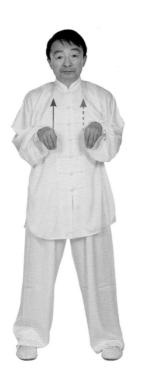

头部"百会穴"上领，牵动整个身体垂直向上

2 两掌上提至胸前，两肩上耸，收腹提肛。

3 同时，脚跟提起，头向左转；
目随头动，视身体左侧。

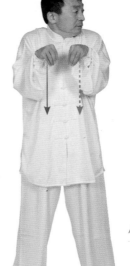

缩项、夹肘、
团胸、收腹

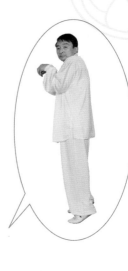

常见错误

耸肩不够充分，胸、
背部和上肢不能充
分团聚。

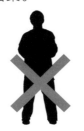

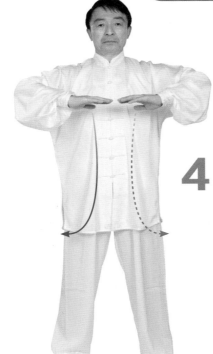

4 头转正，两肩下沉，
松腹落肛，脚跟着地；
"猿钩"变掌，掌心
向下；目视前方。

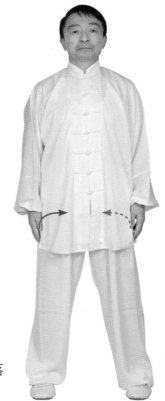

5 两掌沿体前下按落
于体侧；目视前方。

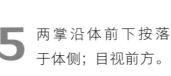

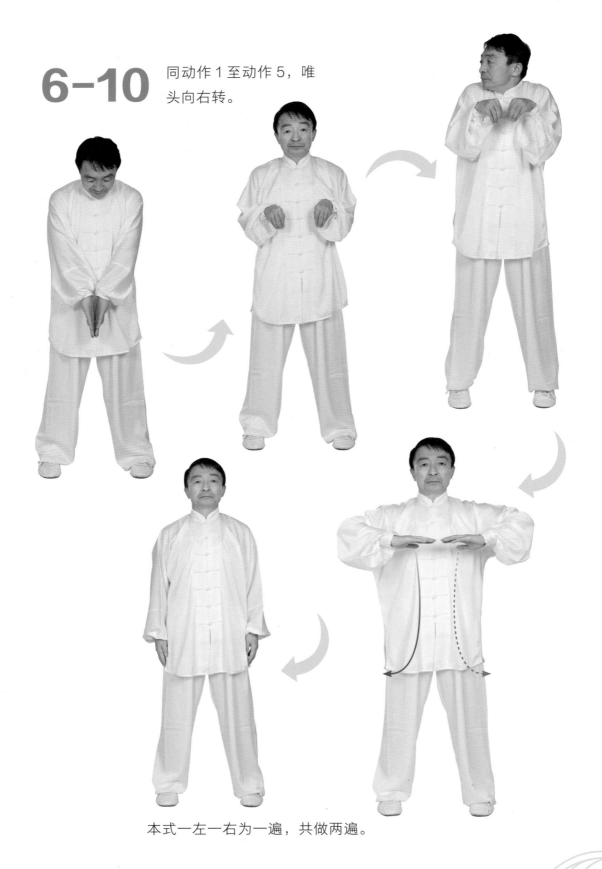

6-10 同动作1至动作5，唯头向右转。

本式一左一右为一遍，共做两遍。

猿摘

动作流程及口诀

屈肘屈腕贴腰侧，
后退一步掌摆起；
左顾右盼成丁步，
迈步采摘同步行。

分步详解

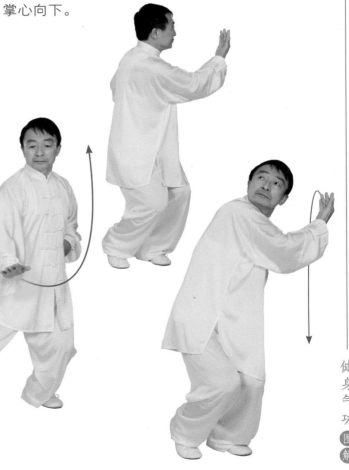

1 接上式。左脚向左后方
退步，脚尖点地，右腿
屈膝，重心落于右腿；
同时，左臂屈肘，左掌
成"猿钩"收至左腰侧；
右掌向右前方自然摆起，
掌心向下。

2 身体重心后移；左
脚踏实，屈膝下蹲，
右脚收至左脚内侧，
脚尖点地，成右丁
步；同时，右掌向
下经腹前向左上方
划弧至头左侧，掌
心对太阳穴；目先
随右掌动，再转头
注视右前上方。

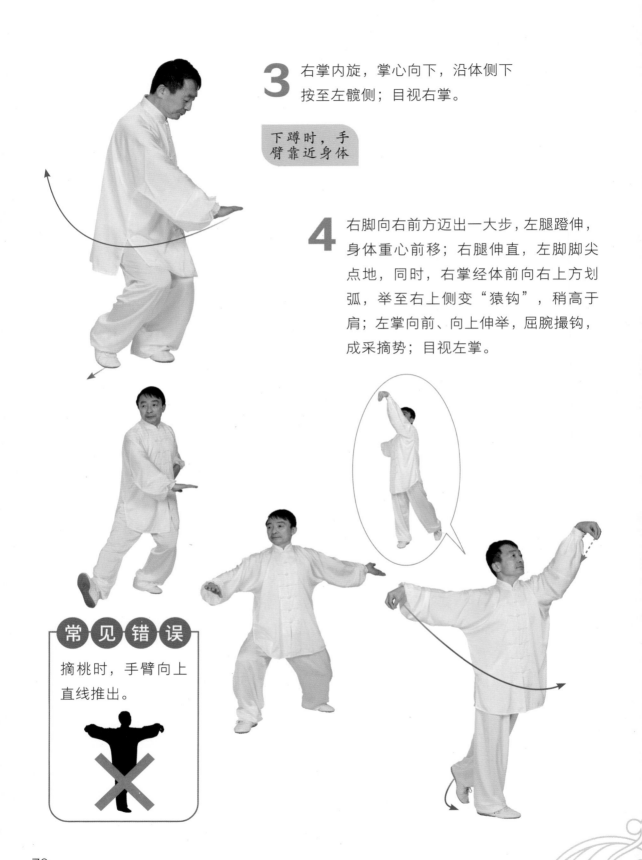

3 右掌内旋，掌心向下，沿体侧下按至左髋侧；目视右掌。

下蹲时，手臂靠近身体

4 右脚向右前方迈出一大步，左腿蹬伸，身体重心前移；右腿伸直，左脚脚尖点地，同时，右掌经体前向右上方划弧，举至右上侧变"猿钩"，稍高于肩；左掌向前、向上伸举，屈腕撮钩，成采摘势；目视左掌。

常见错误

摘桃时，手臂向上直线推出。

5 身体重心右移，左掌由"猿钩"变成"握固"；右手变掌，自然回落于体前，虎口朝前。随后，左腿屈膝下蹲，右脚收至左脚内侧，脚尖点地，成右丁步；同时，左臂屈肘收至左耳旁，掌指分开，掌心向上，成托桃状；右掌经体前向左划弧至左肘下捧托；目视左掌，再还原站立，双脚与肩同宽，双手放于体侧，目视前方。

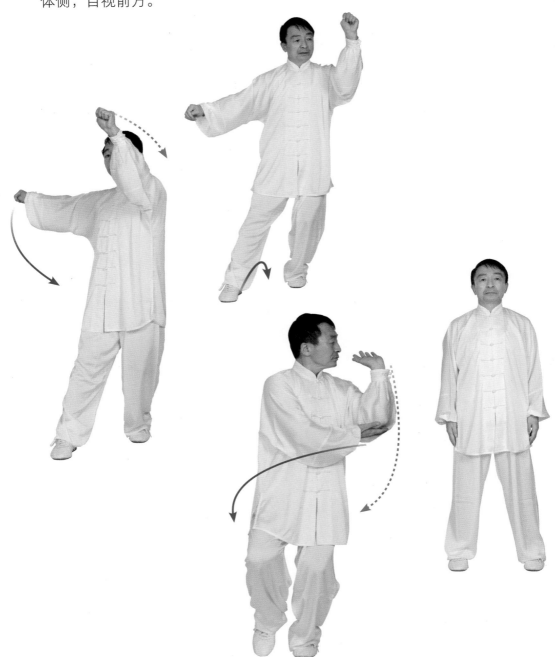

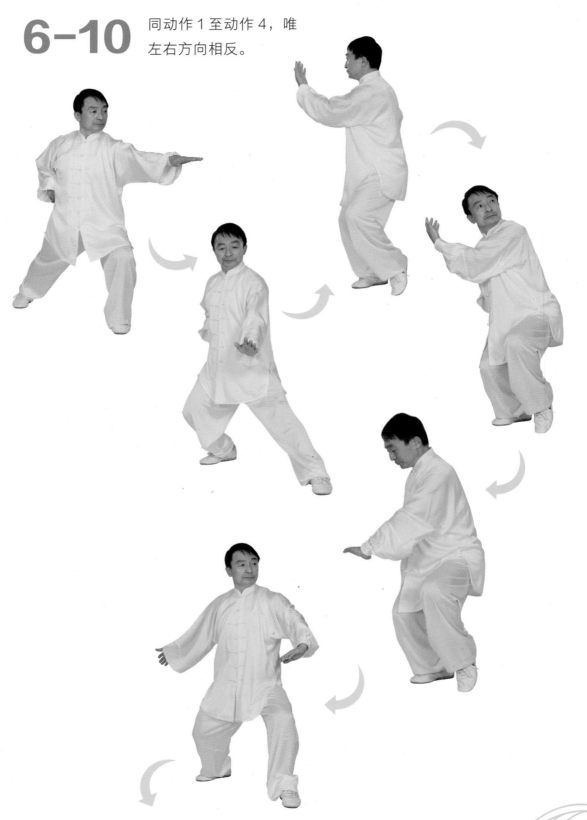

6-10

同动作 1 至动作 4，唯左右方向相反。

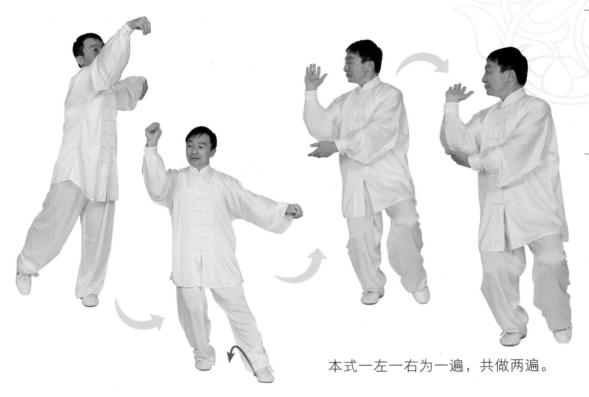

本式一左一右为一遍，共做两遍。

11 连做两遍后，左脚向左横开一步，两腿直立；同时，两手自然垂于体侧。两掌向身体侧前方举起，与胸同高，掌心向上；目视前方。屈肘，掌内合下按，自然垂于体侧；目视前方。

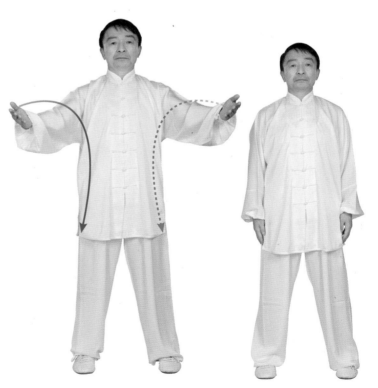

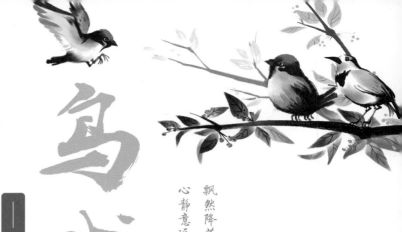

鸟戏

—灵活四肢

飘然降落一身轻，曲颈回顾多安闲，
心静意远通经络，利肝益肺强背肩。

　　鸟戏属金，练皮毛、主肺，这里说的鸟是以鹤为代表的长寿类飞禽。它们肢体轻灵，善迁徙，好高飞，喜争鸣，有高度的平衡能力。练习鸟戏主要仿效其展翅飞翔的动作，能灵活四肢、疏通经络、增强肺功能。

基本手型

鸟翅

五指伸直，拇指、食指、小指向上翘起，无名指、中指并拢向下。

健身作用

　　练鸟戏，能够改善肺功能、滋阴润肺、清热解表、开胸理气，对防治盗汗、心胸刺痛、喘咳等有效。

练习注意

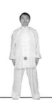

　　练鸟戏时，可以想象自己是江边的仙鹤，正要抻筋拔骨，展翅飞翔；意守气海穴*，可以调达气血，增大肺活量。

＊气海穴：在下腹部，前正中线上，脐下 1.5 寸。

鸟伸

动作流程及口诀

十指尽力伸，
屈指虎口撑；
旋腕依次握，
反掌向上举。

分步详解

1 接上式。两腿微屈下蹲，两掌在腹前相叠。

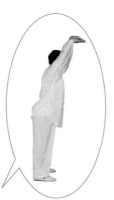

上举时
收紧

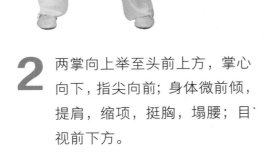

2 两掌向上举至头前上方，掌心向下，指尖向前；身体微前倾，提肩，缩项，挺胸，塌腰；目视前下方。

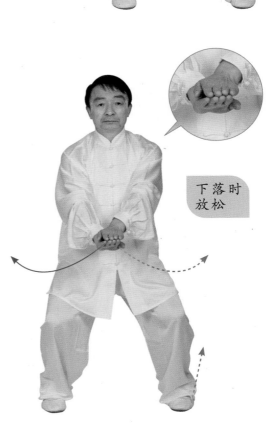

下落时
放松

3 两腿微屈下蹲；同时，两掌相叠下按至腹前；目视前方。

4 身体重心右移；右腿蹬直，左腿伸直向后抬起；同时，两手左右分开，掌成"鸟翅"，向体侧后方摆起，掌心向上；抬头，伸颈，挺胸，塌腰；目视前方。

常见错误

松紧变化掌握不好；单腿支撑时，身体重心不稳。

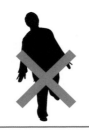

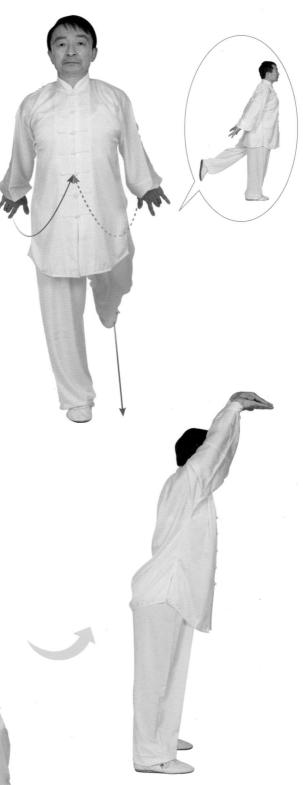

5-8 同动作1至动作4，唯左右方向相反。

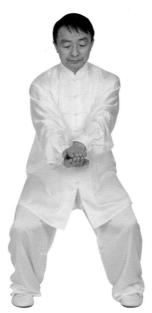

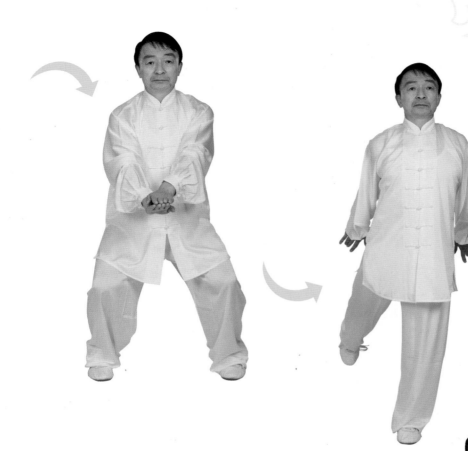

本式一左一右为一遍，共做两遍。

9 连做两遍后，左脚下落，两脚开步站立，两手自然垂于体侧；目视前方。

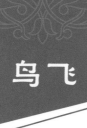

鸟 飞

两腿微屈掌相对，
提膝展翅侧平举；
沉肩松肘腕上提，
起吸落呼百会领。

分步详解

1 接上式。两腿微屈，两掌成"鸟翅"合于腹前，掌心相对；目视前下方。

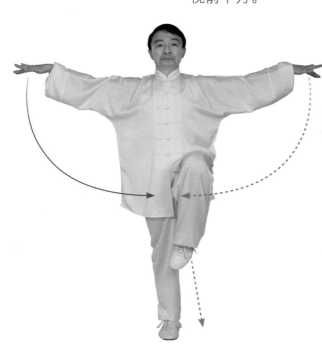

2 右腿伸直独立，左腿屈膝提起，小腿自然下垂，脚尖朝下；同时，两掌成展翅状，在体侧平举向上，稍高于肩，掌心向下；目视前方。

常 见 错 误

两臂伸直摆动，动作僵硬。

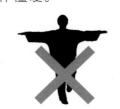

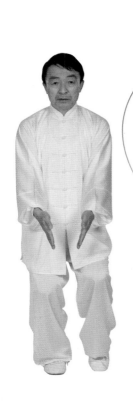

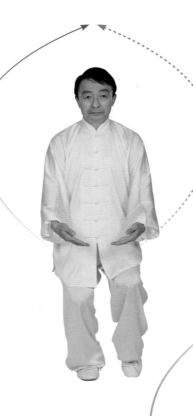

3 左脚下落在右脚旁，脚尖着地，两腿微屈；同时，两掌合于腹前，掌心相对，目视前下方。

4 右腿伸直独立，左腿屈膝提起，小腿自然下垂，脚尖朝下；同时，两掌经体侧，向上举至头顶上方，掌背相对，指尖向上；目视前方。

5-8 同动作1至动作4，唯左右相反。

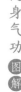

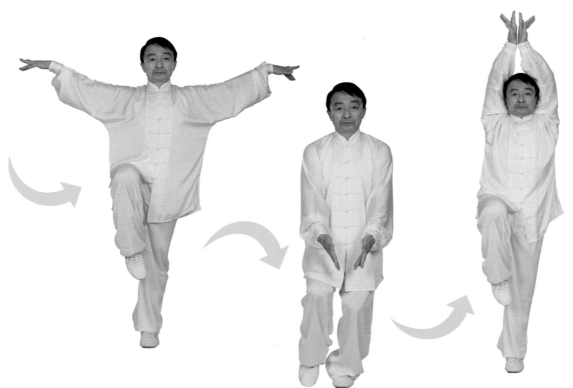

9 做两遍后，两掌向身体侧前方举起，与胸同高，掌心向上；目视前方。

本式一左一右为一遍，共做两遍。

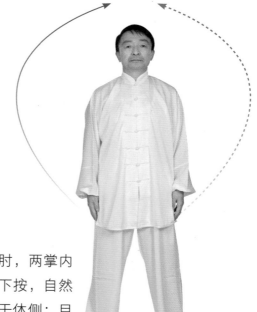

10 屈肘，两掌内合下按，自然垂于体侧；目视前方。

收势——引气归元

收势动作并配合呼吸，再通过搓手、浴面，可以使习练者逐渐从练功状态恢复到正常状态。

分步详解

1 两掌经体侧上举至头顶上方，掌心向下。

2 两掌指尖相对，沿体前缓慢下按至腹前；目视前方。
重复动作1、动作2两遍。

3 两手缓慢在体前划平弧，掌心相对，高与脐平；目视前方。

4 两手在腹前合拢，虎口交叉，叠掌；眼微闭静养，调匀呼吸，意守丹田。

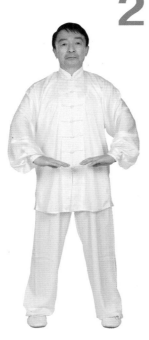

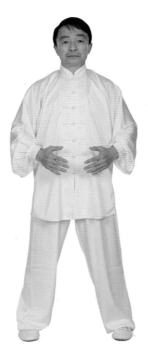

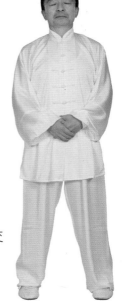

第二章 五禽戏

健身气功 图解

81

5 数分钟后，两眼慢慢
睁开，两手合掌，在
胸前搓擦至热。

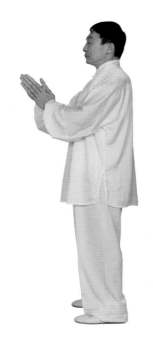

6 掌贴面部，上、下擦
摩，浴面 3 ~ 5 遍。

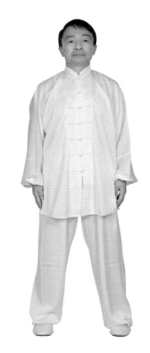

8 左脚提起向右脚并拢，前脚
掌先着地，随之全脚踏实，
恢复成预备势；目视前方。

7 两掌向后沿头顶、
耳后、胸前下落，
自然垂于体侧；
目视前方。

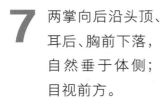

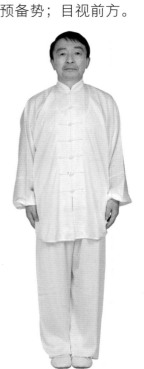

健身作用

收势能收气静养丹田，可以使心肾相交，并由炼气
逐渐转为养气，有助于使元气归根、培补肾气。

练习注意

在经历了一定的运动量之后，可以重复做几次收势
动作，有助于身体肌肉的自然放松，避免运动后的僵硬。

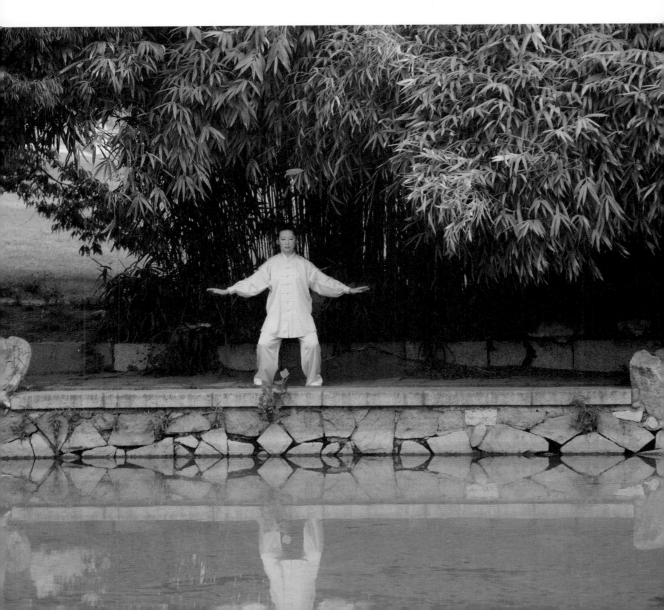

第三章

易筋经

「易筋经历史源流」

易筋经的"易"是改变、运动、变化的意思。"筋"是指人身体的筋络，从功能上讲，"筋"大概包括血管、神经、肌肉、韧带、肌腱等组织。"经"，则是指权威性著作。三字合起来就是指运动筋络的权威性书。

易筋经功法的历史悠久，在马王堆汉墓出土的导引图中，明显可见易筋经的影子，可以说易筋经起源于秦汉时期的导引术，被少林寺僧侣改编于唐宋年间，至明代开始流传。

易筋经的动作具有舒展连绵、柔和匀称、刚柔相济、形意结合的特点，它注重脊柱的旋转屈伸，每一势动作要求有充分的屈伸外展，使身体的骨骼及各关节呈现多方位和广角度的活动，再带动四肢、内脏进行运动。坚持练习，能伸筋拔骨，增强身体的柔韧性、灵活性，从而达到健身、防病、益智、延年的目的，十分适合中老年人和久坐族。

本书中的易筋经在传统"易筋经十二定势"动作的基础上增加了动作之间的连接，让每势动作变化过程清晰、柔和。动作的过渡均匀缓慢，用力柔和轻盈，刚柔相济，蕴涵新意，易学易练。

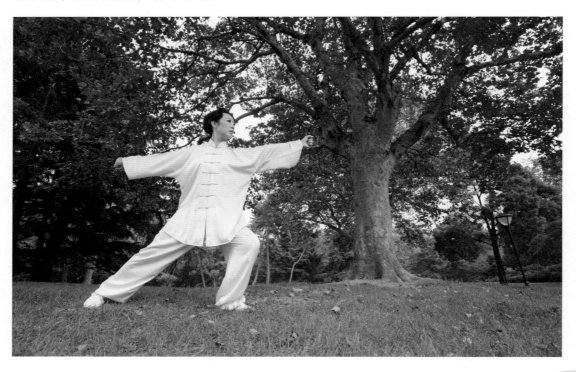

「易筋经习练要领」

在练习时应注意以下几点。

◆ **提前做好准备工作**

穿着宽松的服装，不要空腹，提前排空二便。然后要进行压腿、活动各关节，"预热"身体。

◆ **形意合一、神贯意注**

习练本功法要眼随手走、神贯意注、心力兼到，这才能达到事半功倍的效果。另外，也要求意随形体动作的运动而变化。通过动作变化导引气的运行，意随形走，意气相随，用意要轻，似有似无，不意守身体某个点和部位。

◆ **循序渐进**

不同年龄、体质、不同身体条件的练习者，可根据实际情况选择各势的活动幅度或力度，遵循由易到难、由浅到深、循序渐进的原则。切忌为了追求某一标准而不顾身体承受能力强行做，可以先"意到"，在熟悉动作要领的基础上再逐步达到标准动作的要求。

◆ **呼吸自然，贯穿始终**

习练时要求呼吸自然、柔和、流畅、不喘不滞，以利于身心放松、提升身体协调性。若刻意追求呼吸的深、长、细、柔，则产生"风""喘""气"三相，反而会导致心烦意乱，动作难以松柔协调，影响健身效果。

但是，在某些环节中也需要配合控制呼气或吸气，因为人体的胸廓会随着这些动作的变化而扩大或缩小，如"倒拽九牛尾"拽拉时呼气，"九鬼拔马刀势"中展臂扩胸时吸气等。

特别说明

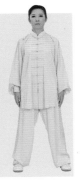

易筋经各个动作可不可以分开练？

易筋经是完整的套路功法，在正常的情况下，以一套完整功法练习为宜，但也可以根据个人情况分解为单个或几势进行练习，并自己决定重复练习的次数。注意，在每次练习后，都应做完整的收势动作。

「易筋经基本手型与步型」

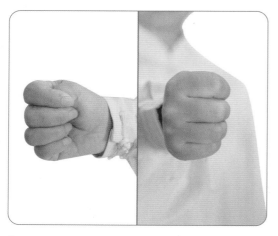

握固

大拇指抵掐无名指根节，其余四指屈拢收于掌心。

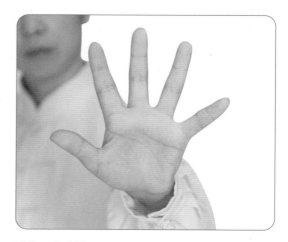

荷叶掌

五指伸直张开。

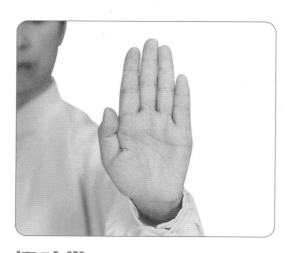

柳叶掌

五指伸直并拢。

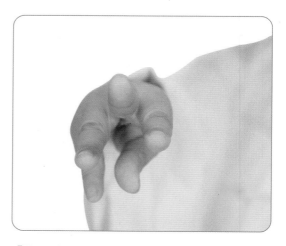

龙爪

五指伸直后，弯曲，拇指、食指、无名指、小指内收，中指翘起。

86

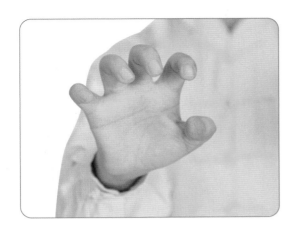

虎爪

五指分开、虎口撑圆、第一、二指关节弯曲内扣。

基本步型

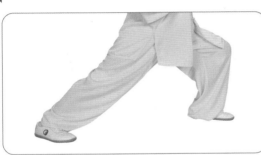

弓步

两腿前后分开一大步，横向保持一定宽度，前腿屈膝前弓，膝与脚尖上下相对，脚尖微内扣，后腿自然伸直、脚跟蹬地、脚尖内扣、全脚掌着地，重心前七后三。

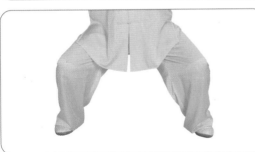

马步

开步站立，屈膝半蹲，大腿尽量接近水平，重心在两腿中间。

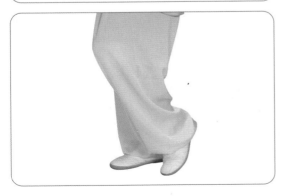

丁步

两脚左右分开，间距 10 ~ 20 厘米，两腿屈膝下蹲，一脚跟提起，脚尖着地，置于另一脚弓处，另一脚全脚掌着地踏实，重心主要在踏实脚。

「易筋经功法组合」

 预备势

　　站立，两腿并拢，两臂自然垂于体侧。身体摆正，百会虚领，下颌微收，唇齿合拢，舌尖自然平贴于上腭，目视前方。

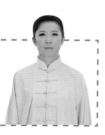

要 点

◆ 身体中正。

◆ 呼吸自然。

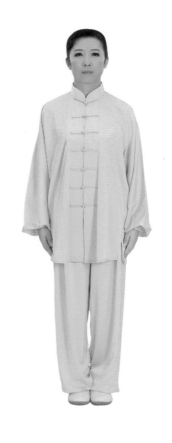

健身养生功效

宁静心神：

调整呼吸，端正身形，准备进入练习状态。

养生问答

问： 是不是配音乐练习易筋经更好？

答 运动时，可以选择古朴、大气、悠扬、空灵的音乐，这样可以帮助练习者更好地入静，提高练功效果。但应注意，在习练时，可以顺着音乐的旋律，但不能受音乐节奏所限，应根据自身的身体特点控制习练的速度。

第1式 韦驮献杵第一势

动作流程及口诀

立身期正直，
环拱手当胸；
气定神皆敛，
心澄貌亦恭。

分步详解

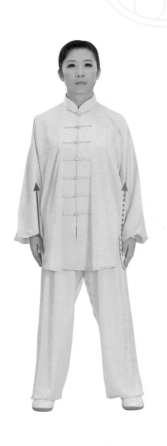

全身放松、
心平气和

1 松腰沉髋，身体重心移至右腿；左腿向左侧开步，约与肩同宽，脚尖朝前，目视前方。

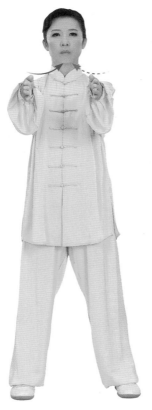

2 两臂抬起，体前平举，掌心相对，指尖向前，两臂平行，与肩同宽、同高。

3 屈肘回收，两掌合于胸前，掌根与
膻中穴*同高，松肩虚腋，指合掌空，
指尖向斜前上方约 30°，目光看向
前方，稍停片刻。

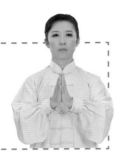

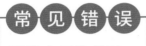

◆ 松肩虚腋。

◆ 两掌合于胸前
时，指合掌空。

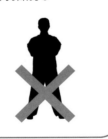

两掌合于胸前时，
耸肩抬肘。

健身养生功效

均衡身体左右气机：

可起到气定神敛、消除疲劳的作用。

促进身体血液循环：

可改善神经、体液的调节作用。

---

*膻中穴：在胸前正中线，两乳头连线之中点。为八会穴之一，既为任脉穴，又为心包经募
穴，具有调理气机、宽胸降逆、化痰的作用。

第2式 韦驮献杵第二势

动作流程及口诀

足趾抓地，
两手平开；
心平气静，
目瞪口呆。

分步详解

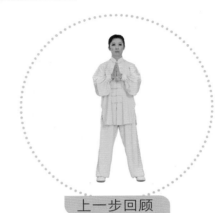

上一步回顾

1 接上式。两肘侧抬，与肩相
平，掌指相对，掌心向下，
掌、臂与肩水平。

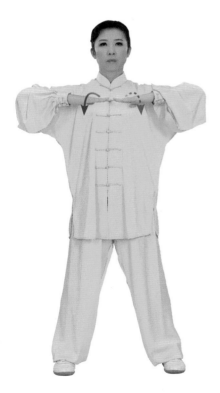

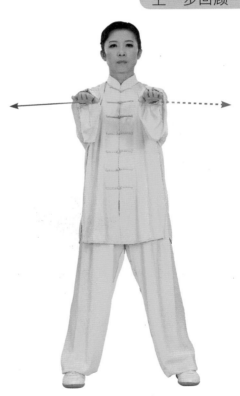

2 两掌向前平伸，掌心向下，指
尖向前，与肩同宽同高。

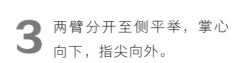

3 两臂分开至侧平举，掌心向下，指尖向外。

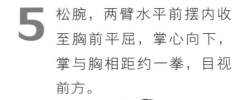

两臂侧平举时自然伸直，与肩同高

4 五指并拢，坐腕立掌，撑掌，力达掌根，脚趾抓地，目视前方。

5 松腕，两臂水平前摆内收至胸前平屈，掌心向下，掌与胸相距约一拳，目视前方。

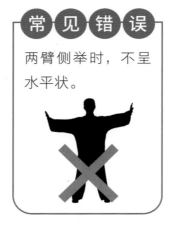

常见错误

两臂侧举时，不呈水平状。

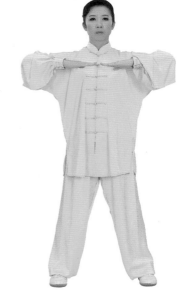

健身养生功效

舒通上肢经络：

通过伸展上肢和立掌外撑，可舒通上肢经络，改善呼吸功能。

改善肩关节：

提高肩、臂的肌肉力量，改善肩关节的活动功能。

第3式 韦驮献杵第三势

动作流程及口诀

掌托天门目上视，
足尖着地立身端；
力周骽胁浑如植，
咬紧牙关不放宽；
舌可生津将腭抵，
鼻能调息觉心安；
两拳缓缓收回处，
用力还将挟重看。

分步详解

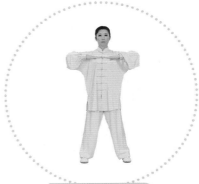

上一步回顾

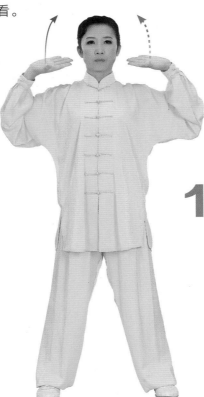

1 接上式。两肘侧屈，两掌内旋，翻掌至耳垂下，掌心向上，虎口相对。

2 重心前移，两掌上托，掌心向上，提脚后跟，两掌继续上托至头顶，展肩伸肘，下颌微收，保持片刻。

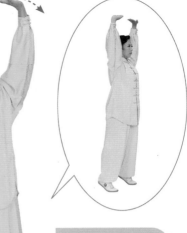

常 见 错 误

两掌上托肘，屈肘。
提踵上托时，失去平衡。

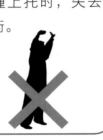

身体重心稍前移，前脚掌支撑，力达四肢

3 握拳侧展下按，拳心向外，脚跟落地。

4 两拳变掌，掌心斜向下，目视前方。

健身养生功效

增加肌肉力量：
增加上、下肢的肌肉力量，改善肩关节的活动功能。

调理三焦之气：
通过上肢撑举和下肢提踵的动作，可调理三焦*之气，并且有助于三焦及五脏的气血循行。

---

*三焦：是人体上焦、中焦、下焦的合称（为六腑之腑），有总领五脏六腑、内外、上下之气的功能。

第4式 摘星换斗势

动作流程及口诀

只手擎天掌覆头，
更从掌内注双眸；
鼻端吸气频调息，
用力收回左右眸。

分步详解

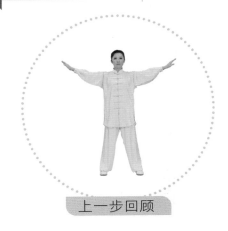

上一步回顾

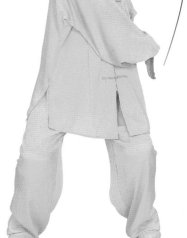

自然放松，以腰带臂，膝关节不动

1 接上式。身体左转屈膝，左臂经体侧下摆至身后，手背轻贴命门穴*，右臂经体前下摆至左髋外侧右掌自然张开，目视右掌。

*命门穴：后背正中线上，第二腰椎棘突下凹陷中。意指生命之门，不但是人体的长寿大穴，也是益肾壮阳的要穴。

95

2 直膝，身体转正，右手经体前上摆至头顶右上方，松腕，肘微屈，掌心向下，手指向左，中指尖垂直于肩髃穴*，左手背轻贴命门穴，眼随手走，目视掌心，静立片刻。

松腰收腹，挺胸，展肩，转头要充分

常见错误

目上视时挺腹，动作不到位。

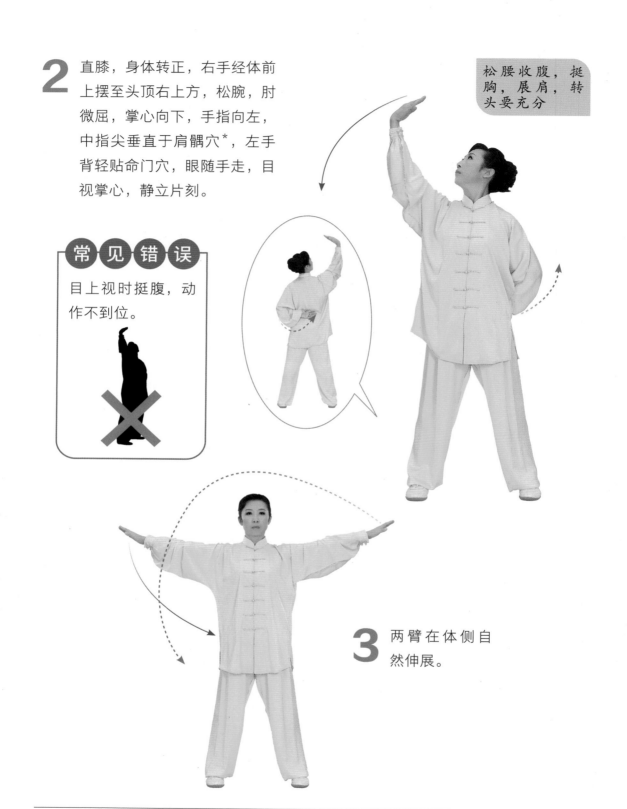

3 两臂在体侧自然伸展。

*肩髃穴：在手臂的上端，肩胛骨峰与肱骨大结之间的凹陷处。主治上肢、肩部疾病。

4-6

同动作 1 至动作 3，唯左右相反。

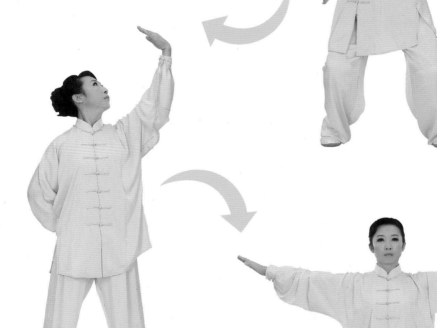

健身养生功效

增强活动功能：

增强颈、肩、腰等部位的活动功能。

强腰固肾：

目视掌心，意存命门，达到强腰固肾的作用。

第5式 倒拽九牛尾势

动作流程及口诀

两髋后伸前屈，
小腹运气空松；
用力在于两膀，
观拳须注双瞳。

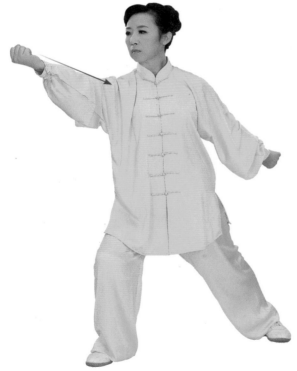

分步详解

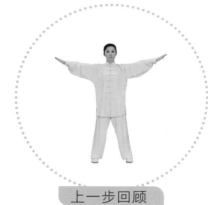

上一步回顾

两臂随腰转动，
注意拳心向外，
放松自然

1 接上式。左脚向左后45°撤步成右弓步；左手内旋，向前下划弧后伸，右手向前上方划弧至肩平时，两手由小指到拇指逐个相握成拳，拳心均向上，右拳稍高于肩，目视右拳。

2 重心后移，左腿屈膝，右膝微屈，腰稍右转；以腰带肩，右臂外旋，左臂内旋，屈肘内收，目视右拳。

常 见 错 误

两臂屈拽用力僵硬。
两臂旋拧不够。

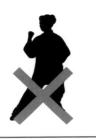

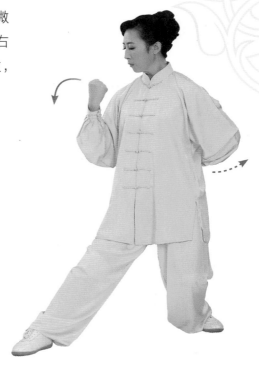

以腰为轴，
百会虚领

3 重心前移，屈右膝成弓步，腰稍左转，带两臂放松前后伸展，右拳眼向上，左拳眼向下，目视右拳。

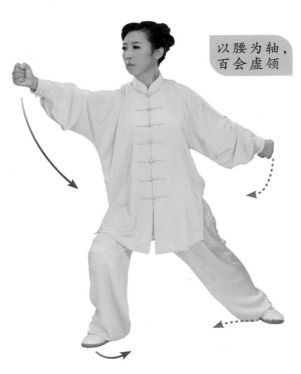

重复动作 2 至动作 3 三遍。

4 重心移到右脚，左脚收回成小
开立步，两臂自然垂于体侧，
目视前方。

5-8 同动作1至动作4，
唯左右相反。共做
三遍。

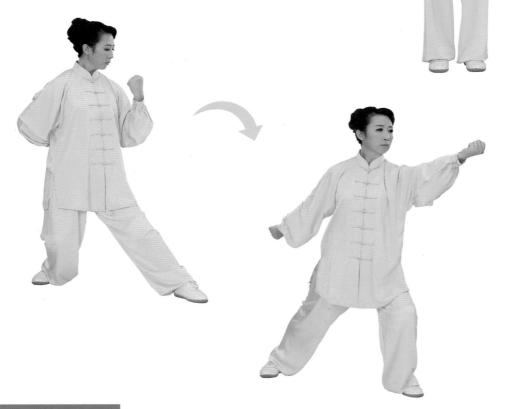

健身养生功效

提高四肢肌肉力量：
通过松紧适宜的前后拉伸，提高四肢肌肉力量，改善身体血液循环。

调练心肺：
通过腰的扭动、旋转，以腰带动肩胛活动，调练心肺。

第6式 出爪亮翅势

动作流程及口诀

挺身兼怒目，
推手向当前；
用力收回处，
功须七次全。

分步详解

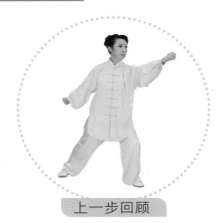

上一步回顾

自然放松，以腰带臂，膝关节不动

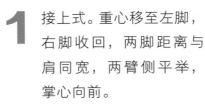

1 接上式。重心移至左脚，右脚收回，两脚距离与肩同宽，两臂侧平举，掌心向前。

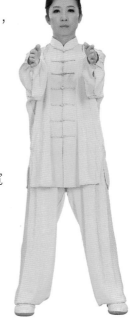

2 两臂前摆，至与肩同宽同高，指尖向前。

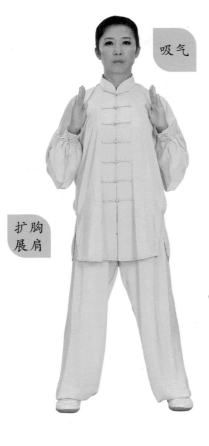

吸气

3 随之两臂内收，变柳叶掌立于
云门穴*前，掌心相对，目视
前方。

扩胸
展肩

两掌运用
内劲前推

呼气

4 展肩夹脊，扩胸吸气，
保持掌心相对，然后松
肩，两掌内旋前推，掌
心向前，成荷叶掌，指
尖向上，瞪目。

5 松腕舒指，掌心向下。
收臂，立柳叶掌于云
门穴，同动作 3。

健身养生功效

重复动作 3 至动作 5 三遍。

提高肌肉力量：

可提高胸背部及上肢肌肉的力量。

宣畅肺气：

通过展肩扩胸、伸臂推掌、屈臂收掌，可反复启闭云门穴，宣畅肺气，改善呼吸
功能及全身气血的运行。

---

*云门穴：在锁骨之下，肩胛骨喙突内方的凹陷处。

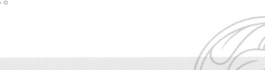

第7式 九鬼拔马刀势

动作流程及口诀

侧首弯肱，
抱顶及颈；
自头收回，
弗嫌力猛；
左右相轮，
身直气静。

分步详解

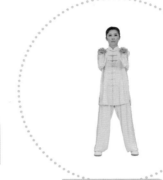

上一步回顾

自然放松，以
腰带臂，膝关
节不动

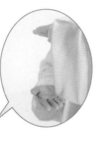

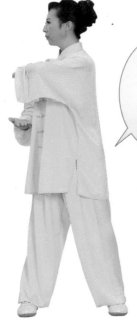

1 接上式。身体右转
90°，右手外旋掌
心向上，左手内旋
掌心向下。

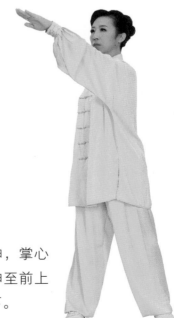

2 右手经腋下后伸，掌心
向后上，左手伸至前上
方，掌心向前下。

3 身体左转，右手向前、向左摆
至左前 45°。

吸气

4 右手屈肘，由后向左绕头半周，掌心
掩耳；同时左手经左侧摆至身后，屈
肘手背贴于脊柱，指尖向上。身体右
转，展臂扩胸，目视右上方。

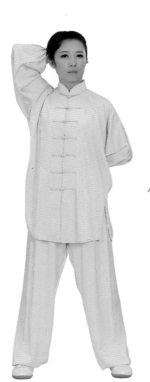
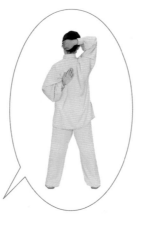
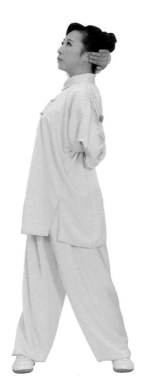

5 屈膝含胸收腹，上体左转，胯下不动，右臂内扣，左手沿脊柱尽量上推，目视右脚跟。再展肩扩胸，目视右上方。

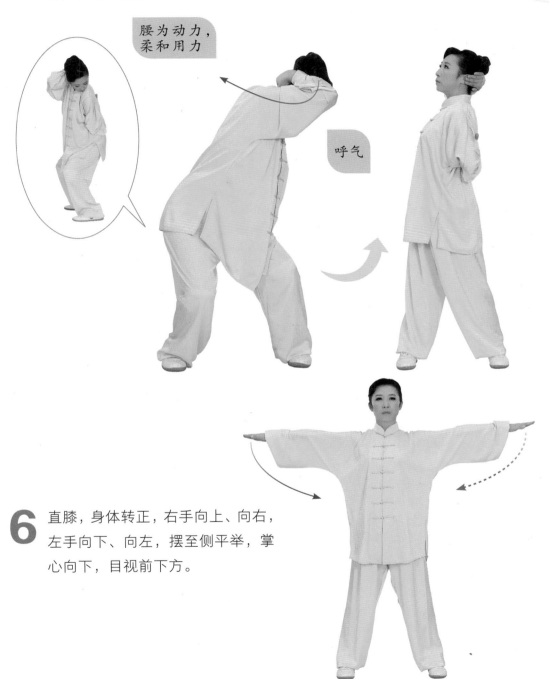

腰为动力，柔和用力

呼气

6 直膝，身体转正，右手向上、向右，左手向下、向左，摆至侧平举，掌心向下，目视前下方。

7-12

同动作1至动作6，唯左右相反，共做三遍。

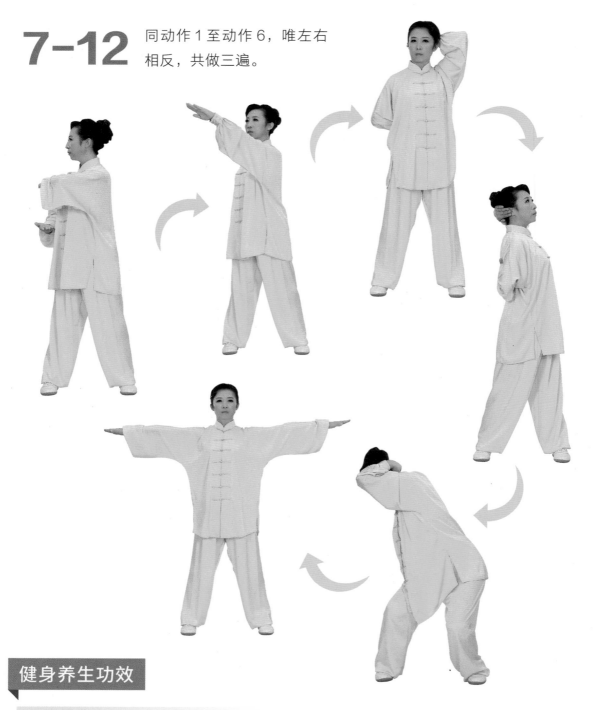

健身养生功效

强健腰肾：

通过身体的扭曲、伸展能开合内气，按摩脾胃，强健腰肾。

改善关节：

锻炼颈、肩、腰背部，改善各关节的活动功能。

第8式 三盘落地势

动作流程及口诀

上腭坚撑舌，
张眸意注牙；
足开蹲似踞，
手按猛如拿；
两掌翻齐起，
千斤重有加；
瞪睛兼闭口，
起立足无斜。

分步详解

1 接上式。左脚向左侧开半步，宽于肩，两臂侧平举，掌心向下。

沉肩松肘，两掌水平下按

呼气

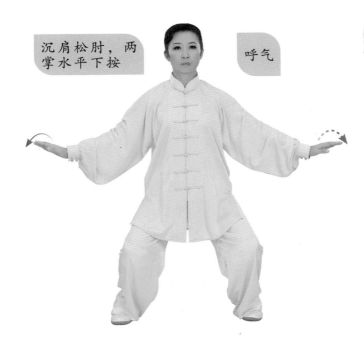

2 屈膝微下蹲，沉肩坠肘，两掌水平侧按，与环跳穴*同高，两肘微屈，掌心向下，指尖向外，目视前方，口吐"嗨"音。

常 见 错 误

下蹲时，直臂下按。

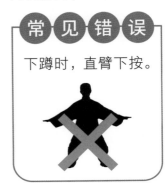

*环跳穴：在大腿外侧面的上部，股骨大转子与髋裂孔连线的外1/3与内2/3交接处。

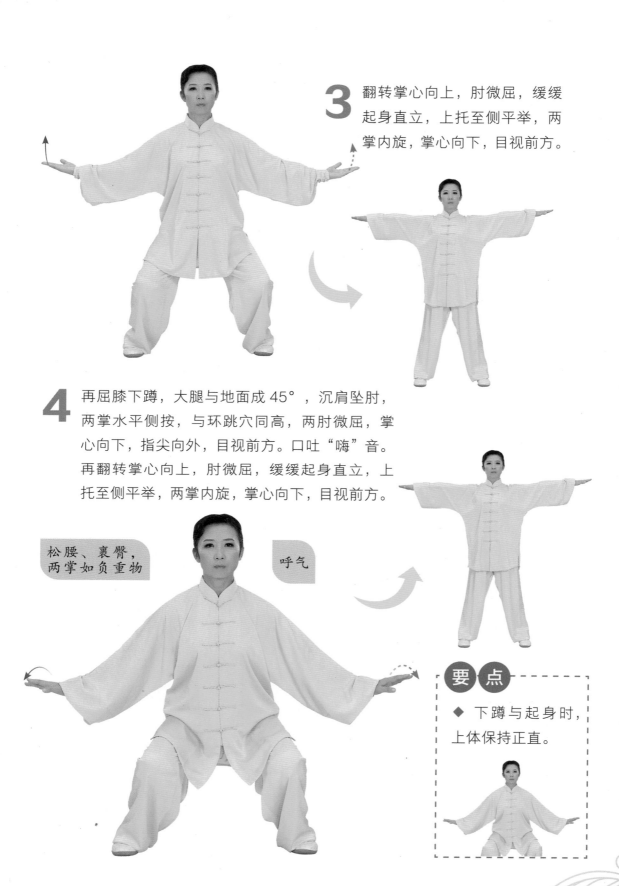

3 翻转掌心向上，肘微屈，缓缓起身直立，上托至侧平举，两掌内旋，掌心向下，目视前方。

4 再屈膝下蹲，大腿与地面成 45°，沉肩坠肘，两掌水平侧按，与环跳穴同高，两肘微屈，掌心向下，指尖向外，目视前方。口吐"嗨"音。再翻转掌心向上，肘微屈，缓缓起身直立，上托至侧平举，两掌内旋，掌心向下，目视前方。

松腰、裹臀，两掌如负重物

呼气

要 点

◆ 下蹲与起身时，上体保持正直。

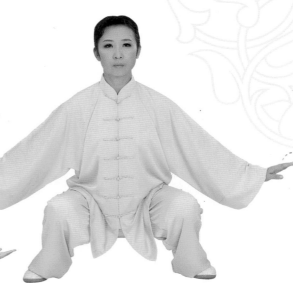

5 屈膝全蹲，大腿与地面水平，
沉肩坠肘，两掌水平侧按，与
环跳穴同高，两肘微屈，掌心
向下，指尖向外，目视前方。
口吐"嗨"音。

 年老体弱者可根据身体状况自
行调整动作幅度，不可强求。

6 翻转掌心向上，肘微屈，缓缓
起身直立，上托至侧平举，目
视前方。

健身养生功效

强腰固肾：

可增强腰腹肌和下肢力量，起到壮丹田之气、强腰固肾的作用。

心肾相交：

通过下肢的屈伸活动，配合口吐"嗨"音，使体内之气在胸腹间相应地降、升，
达到心肾相交的效果。

养生问答

问：怎样在练习时轻吐"嗨"音？

答 与一般发声练习不同，口吐"嗨"音时应注意做到不发声，即要求有
音无声。并且吐"嗨"音时，口微张，上唇微微用力压着上齿，下唇松开，
让音从喉部发出，音吐尽时，舌尖向前轻抵上下齿之间。

第9式 青龙探爪势

动作流程及口诀

青龙探爪，
左以右出；
修士效之，
掌平气定；
力周肩平，
围收过膝；
两目注平，
息调心谧。

分步详解

1 接上式。左脚收回半步，与肩同宽，两手侧举。

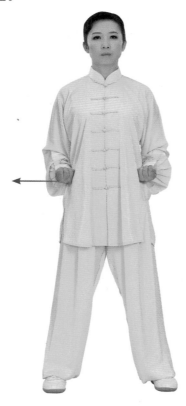

2 两手握固，屈肘内收，拳轮贴于章门穴*，拳心向上，目视前下方。

---

*章门穴：位于人体的侧腹部，当第 11 肋游离端的下方。

3 右拳变掌，右臂伸直，经下向右侧外伸展，掌心向上，目随手动。

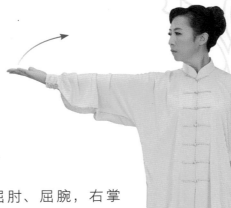

4 右臂屈肘、屈腕，右掌成"龙爪"，指尖向左，眼睛看向指尖。

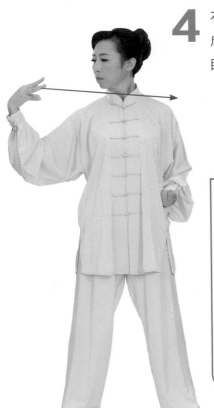

常 见 错 误

做"龙爪"时，五指弯曲。

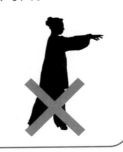

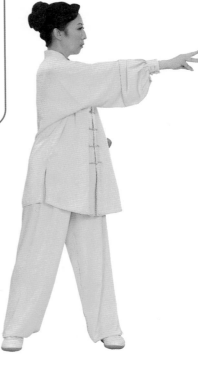

5 经下颌向身体左侧水平伸出，躯干左转约90°，目随手动，视掌指方向。

6 "龙爪"变掌，随身体右转45°，平收至左肩前。

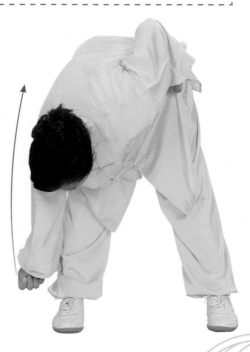

7 直膝屈身，指尖向后，右掌下按于至左脚外侧。

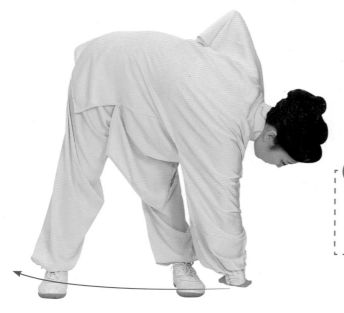

要 点

◆ 转按划弧，力注肩背。

◆ 身体前俯时，直膝。

8 躯干右转，以腰带右手，脚前划弧至右脚外侧，手臂外旋，掌心向前，掌指向下，握固，目随手动视下方。

9 起身直立，右拳沿右腿外侧上提收于章门穴，掌心向上，目视前下方。

10-16 同动作 3 至动作 9，唯左右相反。

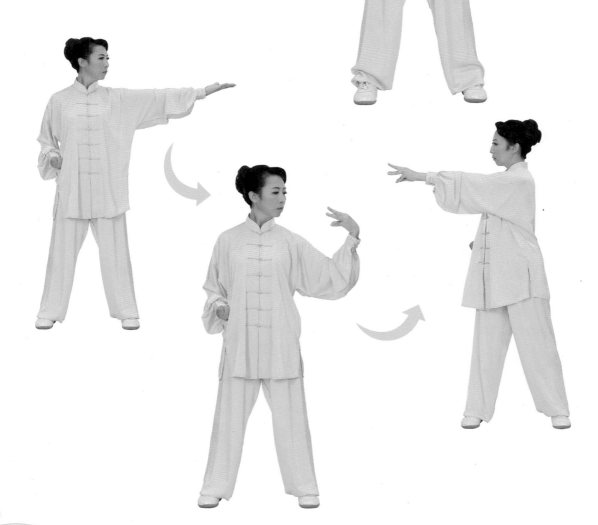

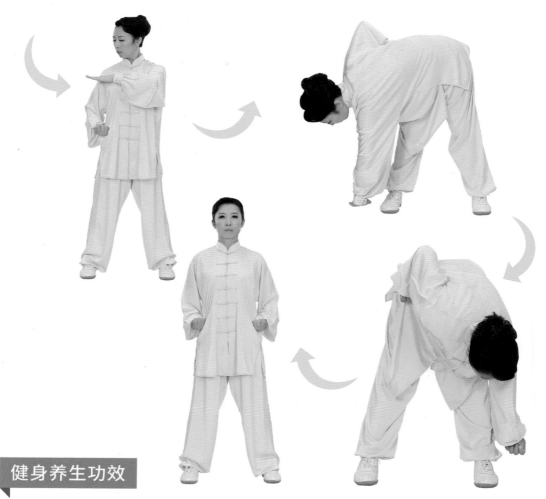

畅通气血：

通过转身、左右探爪及俯身，使两肋松紧开合，达到疏肝理气、畅通气血的作用。

提升肌肉力量：

改善肩、背、腰部及下肢肌肉的活动功能。

养生问答

问： "握固于章门穴"有什么养生意义？

答 两手握固并贴于章门穴，可使其得到相应按摩，从而产生物理刺激，同时，思想集中于章门穴，从意识上加强对章门穴的关注，也可以起到对肝、脾和内脏的辅助疏理调节作用。

第10式 卧虎扑食势

动作流程及口诀

两足分蹲身似倾，
屈伸左右腿相更；
昂头胸作探前势，
偃背腰还似砥平；
鼻息调元均出入，
指尖着地赖支撑；
降龙伏虎神仙事，
学得真形也卫生。

分步详解

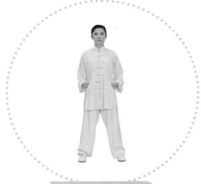

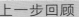

上一步回顾

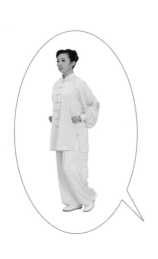

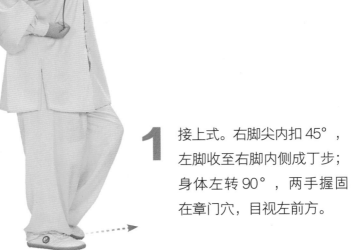

1 接上式。右脚尖内扣 45°，左脚收至右脚内侧成丁步；身体左转 90°，两手握固在章门穴，目视左前方。

2 身体重心微下落，举拳
至云门穴，拳心向内，
拳眼向两侧。

3 左脚向左前迈一大步成弓步，同时两拳
内旋成"虎爪"，经头高，划弧向前扑
按，如虎扑食，肘微屈，爪心向前下方，
目视前方。

五指末端弯曲，
力在指尖

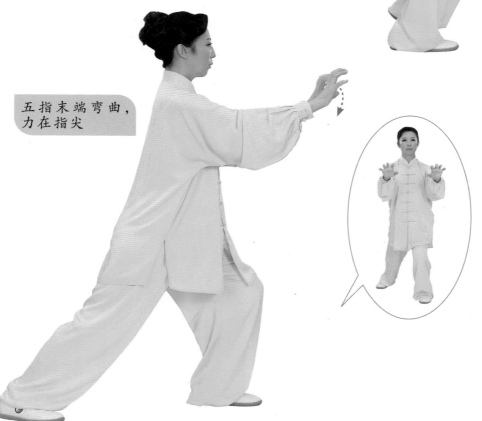

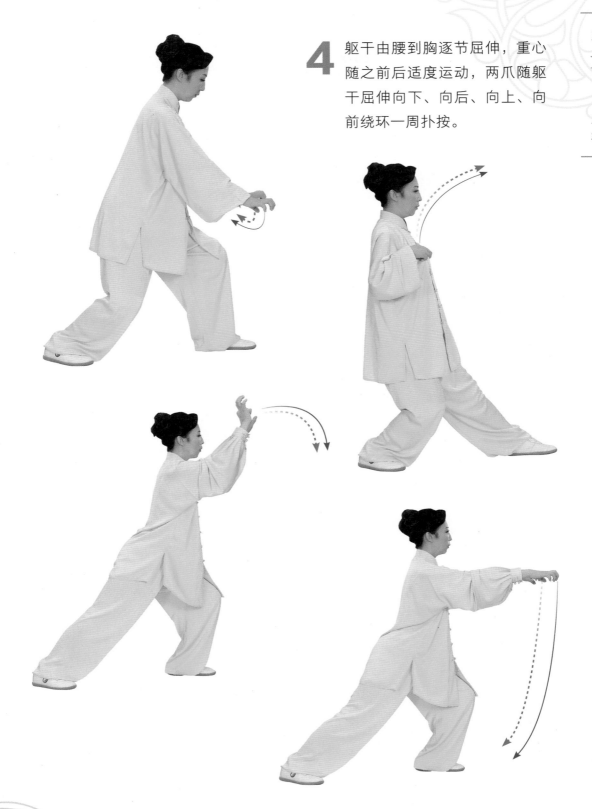

4 躯干由腰到胸逐节屈伸，重心随之前后适度运动，两爪随躯干屈伸向下、向后、向上、向前绕环一周扑按。

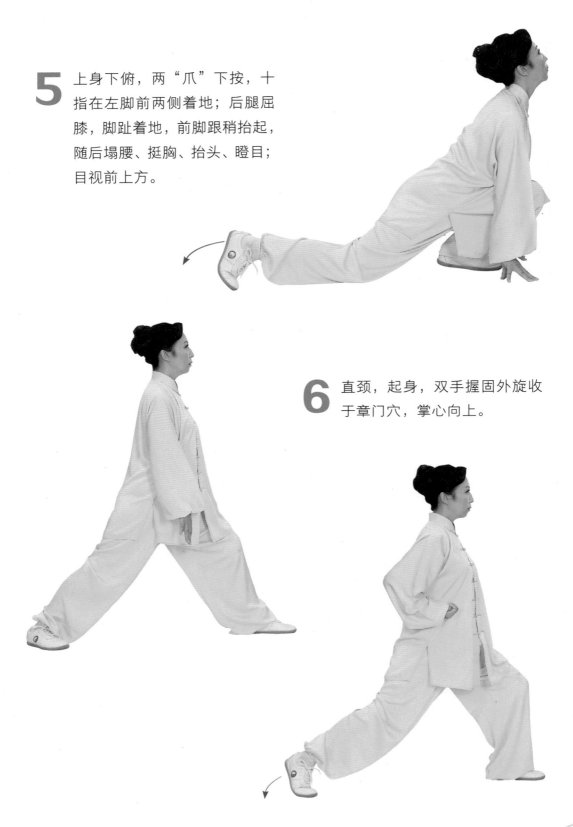

5 上身下俯，两"爪"下按，十
指在左脚前两侧着地；后腿屈
膝，脚趾着地，前脚跟稍抬起，
随后塌腰、挺胸、抬头、瞪目；
目视前上方。

6 直颈，起身，双手握固外旋收
于章门穴，掌心向上。

7 重心后移，左脚尖内扣135°，转身180°，收右脚成丁步。

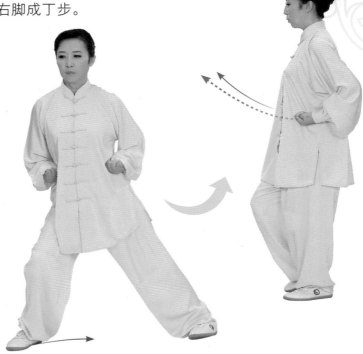

8-11 同动作2至动作5，唯左右相反。

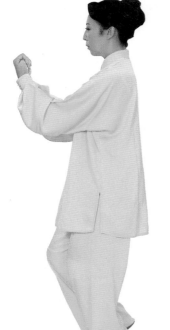

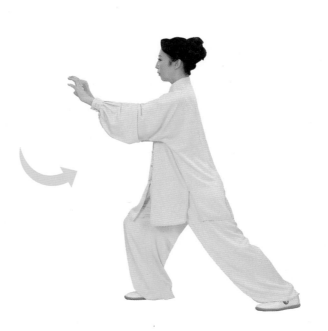

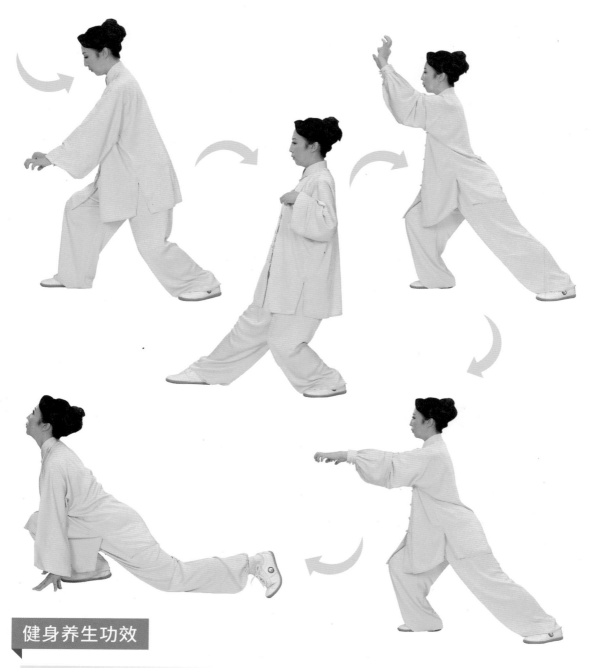

健身养生功效

强健腰腿：

改善腰腿肌肉功能，起到强健腰腿的作用。

调养任脉：

通过躯干的运动，使脊柱得到了锻炼；通过身体成反弓式的下俯，使任脉得以
疏伸和调养。

第11式 打躬势

动作流程及口诀

两手齐持脑，
垂腰至膝间；
头惟探胯下，
口更啮牙关；
舌尖还抵腭，
力在双肘弯；
掩耳聪教塞，
调元气自闲。

分步详解

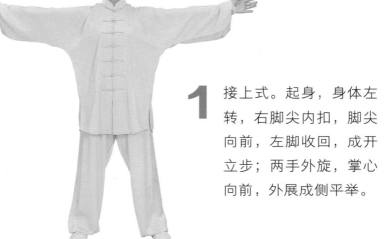

1 接上式。起身，身体左转，右脚尖内扣，脚尖向前，左脚收回，成开立步；两手外旋，掌心向前，外展成侧平举。

2 两臂屈肘，两掌掩耳，十指扶按枕部，指尖相对。以两手食指弹拨中指击打枕部3次（鸣天鼓）；目视前下方。

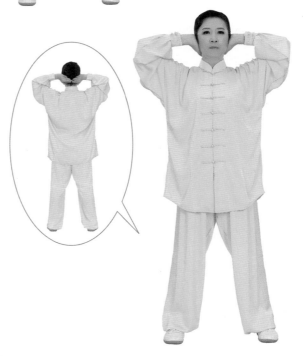

3 身体前俯，由头经颈椎、胸椎、腰椎、骶椎依次向前屈约45°，两腿伸直；目视脚尖。

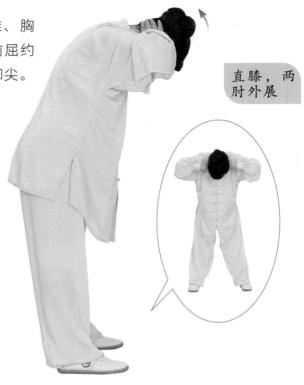

直膝，两肘外展

常见错误

体前屈时，两腿弯曲。

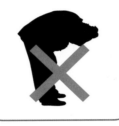

4 由骶椎、腰椎、胸椎、颈椎、头依次直起，目视前下方。

起身时，从尾椎向上逐节伸展

5 身体前俯，由头经颈椎、胸椎、腰椎、骶椎依次向前屈约90°，两腿伸直；目视脚尖。

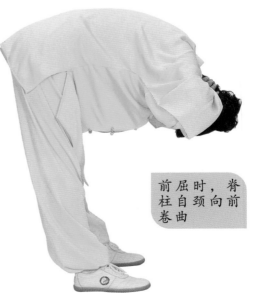

前屈时，脊柱自颈向前卷曲

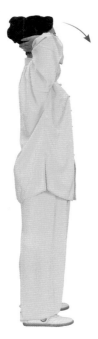

6 由骶椎、腰椎、胸椎、颈椎、头依次直起，目视前下方。

7 身体前俯，由头经颈椎、胸椎、腰椎、骶椎依次向前屈至身体最大幅度，两腿伸直；目视脚尖。

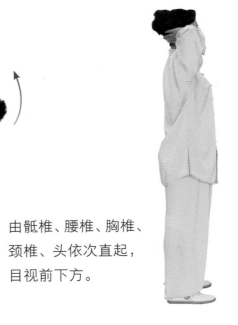

年老体弱者可分别依次前屈约30°、45°、90°。

8 由骶椎、腰椎、胸椎、颈椎、头依次直起，目视前下方。

健身养生功效

强健身体：

通过身体的逐节屈伸，锻炼了督脉，使阳气充足，改善腰背及下肢的活动功能，使身体强健。

醒脑聪耳：

醒脑、聪耳，消除大脑疲劳，缓解耳鸣。

养生问答

问： "鸣天鼓"有什么养生功效？

答 许多人尤其是老年人被耳鸣所困扰，因为耳鸣多属噪声，有间歇性，也有持续性，不分昼夜，影响睡眠，影响听力。坚持进行"鸣天鼓"，对缓解耳鸣很有效。同时配合叩齿，能提升效果。

第12式 掉尾势

动作流程及口诀

膝直膀伸，
推手至地；
瞪目昂头，
凝神一志。

分步详解

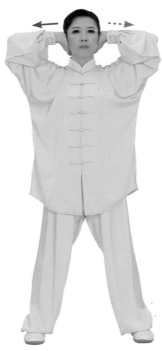

过渡势

1. 接上式。起身，
两肘侧开。

2. 两手猛然拔离
双耳，坠肘立掌。

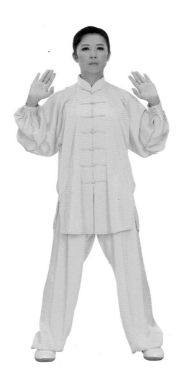

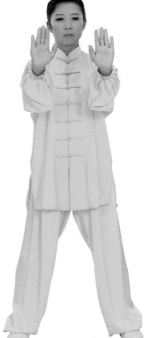

3. 掌心向前推出。

4. 旋掌。

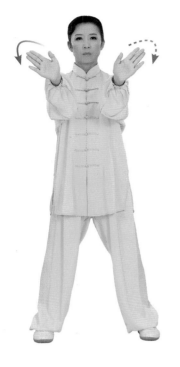

5.十指交叉相握，
掌心向内。

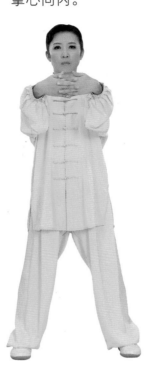

6. 收至胸前。

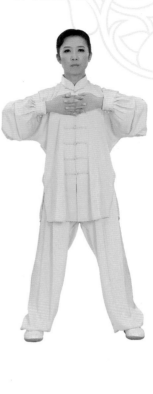

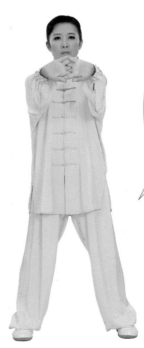

7. 内旋掌，掌心
向外。

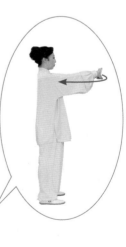

8. 向前撑出。

9. 转掌心向下，屈
肘收于胸前。

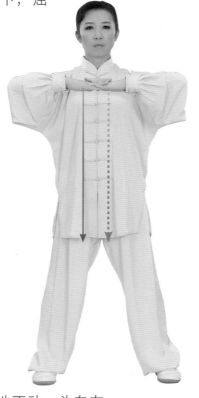

10. 向体前屈，塌腰抬头，
直膝按掌，眼睛向上看。

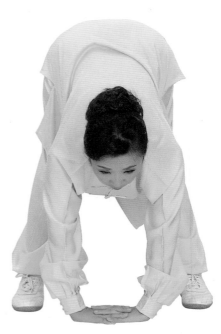

1 两手撑地不动，头向左
后转，臀向左前扭，目
视尾闾*。

常见错误

身体前屈时，两腿
弯曲。

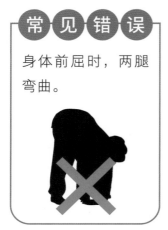

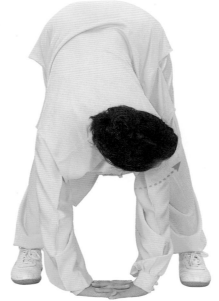

体会身体同侧
的肩与髋相合

自然
呼吸

*尾闾：位于尾骨尖与肛门中点。

126

2 抬头转正，身体还原。

交叉手按地
不动

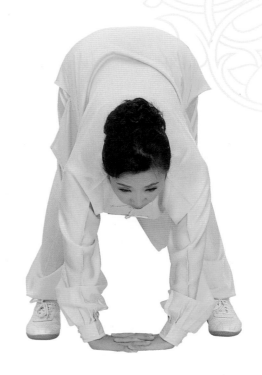

3 头向右后转，臀向右前扭，目
视尾闾。

头与臀部做相
向运动，交叉
手及重心左右
晃动

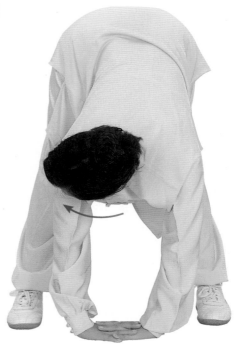

第三章　易筋经

健身气功图解

127

4 抬头转正，身体
还原。

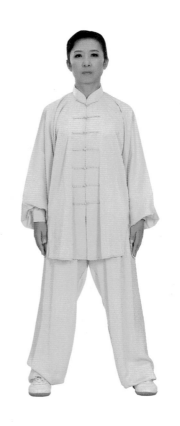

重复动作 1 至动作 4，共做三遍。

健身养生功效

活动腰背、脊柱：

强化腰背肌肉力量的锻炼，有助于改善脊柱各关节的活动功能。

调和任督二脉：

通过身体前屈及抬头、掉尾的左右屈伸运动，可使任、督二脉及全身气脉在各势动作锻炼的基础上得以调和，使全身舒适、轻松。

养生问答

问：身体柔韧度不高，不能触地，该怎样做掉尾势？

答 身体柔韧者，很容易在触地时做好摇头摆尾的动作，但柔韧性较差者，如强求触地，则会导致腰背如同龟背一样，不能做到抬头、挺胸、塌腰、翘臀的反弓姿势，更不能完成躯干的左右扭动，达不到应有的健身效果。其实，只要在身体充分前屈、双手下按的情况下，能够按照动作要领尽量完成整式动作即可。

收势

分步详解

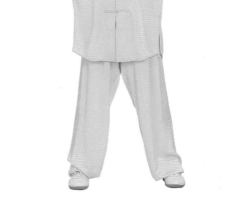

1 接上式。两手松开，两臂外旋，两膝微屈，起身直立，两臂伸直外展成侧平举，掌心向上。

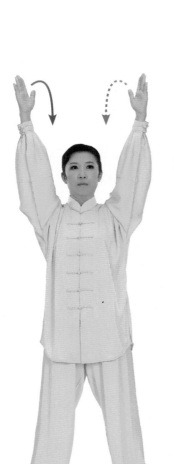

吸气

2 随后两臂上举，吸气，肘微屈，转掌心向对，目视前下方。

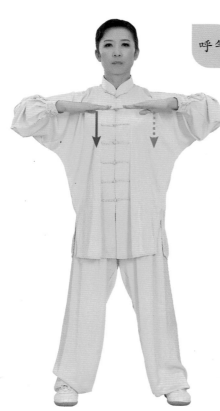

呼气

随呼吸动作
速度均匀

3 松肩屈肘，两掌经头、面、胸前缓缓下按至腹部，掌心向下，呼气，目视前下方。

重复动作 1 至动作 3，共做三遍。

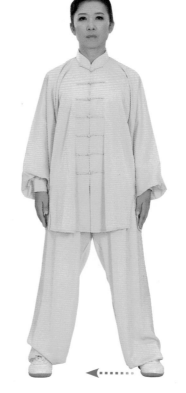

4 第三遍手至胸高时，手臂内旋，掌心向内，继续下引至腹部后稍停片刻，再两臂放松，自然垂于体侧。左脚收回，并步站立，目视前方。

健身养生功效

放松全身：

调节放松全身肌肉、关节。

归心归神：

引气回归丹田，让身体回到练功前的状态。

第四章
六字诀

六字诀历史源流

六字诀习练要领

六字诀口型读音与五行、五脏关系

六字诀呼吸法

六字诀功法组合

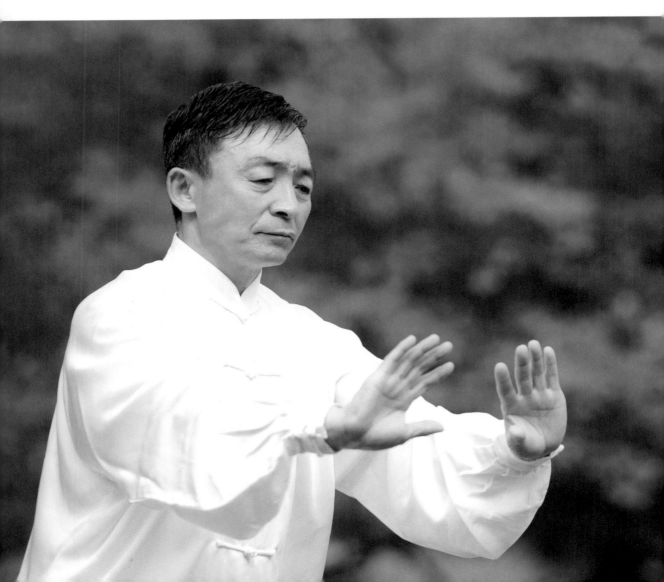

「六字诀历史源流」

　　六字诀，又称六字气诀，是以练习呼吸吐纳为主要内容的健身方法，动作简单，但对于气息调整、颐养性情很有帮助，因此，流传广泛。

　　六字诀现存文献最早见于南北朝时梁代陶弘景*所著《养性延命录》中。历代都有关于六字诀的记述，有的在方法、理论及应用上有不少发展和补充，如与四季结合、加入导引的肢体动作等。

> 　　《养性延命录·服气疗病篇》："纳气有一，吐气有六。纳气一者，谓吸也；吐气六者，谓吹、呼、唏、呵、嘘、呬。皆出气也。……委曲治病。吹以去热，呼以去风，唏以去烦，呵以下气，嘘以散寒，呬以解极。"

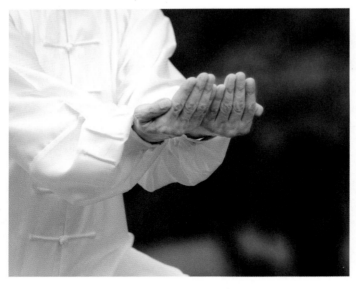

　　六字诀流传到现在，已形成了较为完整的养生体系。即以中医五行、五脏学说作为理论根基，以认识渐趋统一的呼吸口型及发声方法为语音形式，以适度的肢体动作作为导引。三者从意、声、形上共同作用，使六字诀成为一种独特的"养生绝技"。

　　本书中的六字诀功法在"嘘、呵、呼、呬、吹、嘻"六字发声吐气的基础上，配有相应简单的导引动作，加上启动气机的起势和导引归气的收势，连预备势在内共9个动作，简单易学，易记易练。同时强调"以形导气""意随气行"，功法中没有复杂的意念观想，也没有高难度、超负荷的动作，不易出偏。适合中、老年和体弱多病者，及脑力劳动者习练。

---

*陶弘景是道教茅山派代表人物之一，同时也是著名的中医学家。

「六字诀习练要领」

六字诀功法是以呼吸吐纳为主，通过"嘘、呵、呼、呬、吹、嘻"特定的读音口型来调整与控制体内气息的升降出入，同时又辅以动作导引，进而达到调整脏腑气机和平衡的作用。想要在日常练习中练好六字诀，一定要注意以下要点。

◆ 口型标准、发音准确、气息顺畅

呼吸吐纳是六字诀功法的独特练习方法。习练者须注意口型要求，准确发音，掌握正确的口腔气流的流动方式。因六种口型产生特定的气息运动方式，每种气息通过喉、舌、齿、牙、唇时的流动线路与口型的变化密切相关，进而对内气与相应的脏腑功能产生不同的影响。所以一定要注意吐气发声，应特别注意口型的变化和气息的流动。

◆ 动作松柔舒缓，协调圆活

本功法强调舒缓圆活的动作与匀细柔长的吐气发声相结合。所以，习练时既要关注语音，也不能忽视动作，要注意二者协调自然，不要用力过度导致动作僵硬、呼吸急促。要做到松静自然、舒缓圆活、动静结合。

◆ 选择空气清新、安静的练习环境

宜选择空气清新，环境幽静的地方，最好穿运动服或比较宽松的服装，以利于动作的质量与身体气血的流通。同时要始终保持全身放松，心情舒畅，思想安静，以专心练习。

◆ 循序渐进，持之以恒

应注意循序渐进，不可急于求成，尤其是年老体弱者，一定要因人而异地选择动作幅度的大小、运动量的大小、呼吸的长短和练功次数的多少，务必量力而行。练习中要树立信心与恒心，应做到持之以恒、坚持不懈。

◆ 适度放松

练功结束后，可做一些简单的保健功法，如搓手、浴面、全身拍打等，以便巩固练功效果和恢复状态。

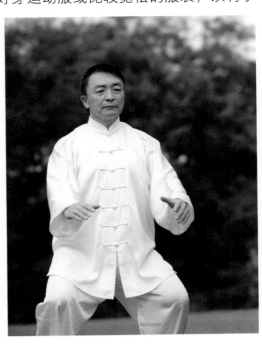

六字诀口型读音与五行、五脏关系

六字诀的六字发音不同、口型不同，因而会产生不同的内外气息，从而给予胸腔、腹腔不同的内在压力，以调动脏腑、经络的运行，达到健身的目的。六字诀读音与口型见表1。

表1　六字诀读音与口型表

六字	汉字拼音	口型	气息要点	五音	五行	脏腑
嘘	xū	嘴角紧缩后引，槽牙（即磨牙）上下平对，中留缝隙，槽牙与舌边亦有空隙	从槽牙间、舌两边的空隙中经过，缓缓而出	牙	木	肝
呵	hē	舌体微上拱，舌边轻贴上槽牙	从舌与上腭之间缓缓而出	舌	火	心
呼	hū	舌体下沉，口唇撮圆，正对咽喉	从喉出后，经口腔中部与撮圆的口唇缓缓而出	喉	土	脾
呬	sī	上下门牙对齐、放松，中留狭缝，舌顶下齿后	从齿间扁平送出	齿	金	肺
吹	chuī	舌体和嘴角后引，槽牙相对，两唇向两侧拉开收紧，在前面形成狭隙	从喉出，经舌两边绕舌下，经唇间狭隙缓缓而出	唇	水	肾
嘻	xī	嘴角放松后引，槽牙上下平对轻轻咬合，整体口腔气息压扁	从槽牙边的空隙中经过缓缓而出	牙	木	三焦

「六字诀呼吸法」

　　常见的呼吸方法有自然呼吸、腹式呼吸两类，腹式呼吸又可分为顺腹式呼吸与逆腹式呼吸两种。六字诀的呼吸方法主要是逆腹式呼吸。这种呼吸方法是横膈膜升降幅度增大，对人体脏腑产生类似按摩的作用，有利于促进全身气血运行。

逆腹式呼吸步骤

1. 鼻吸气时，胸腔慢慢扩张，而腹部微微内收。

2. 口呼气时则与此相反，胸腔收缩，腹部扩张。

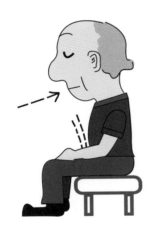
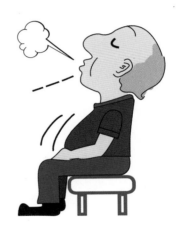

注意 配合圆缓的以肚脐为中心的升降开合动作，这样能进一步调节人体内气平衡，提升健身养生的作用。

> ## 给初学者的建议
>
> 　　六字诀的呼吸主要集中在"鼻吸口呼，匀细柔长。"初学者一定要出声，便于气机通畅和掌握口型；等口型正确，腹式呼吸练熟了，自然呼吸深长，逐渐真气就调动起来，水到渠成，就自然而然地不出声了。

「六字诀功法组合」

 预备势 + 起势

预备势 + 起势主要用于帮助习练者身体放松，心平气和，同时也为以下各式的练习做好准备。

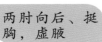

1 两脚平行站立，约与肩同宽，两膝微屈；头正颈直，下颏微收，竖脊含胸；两臂自然下垂，周身中正；唇齿合拢，舌尖放平，轻贴上腭；目视前下方。

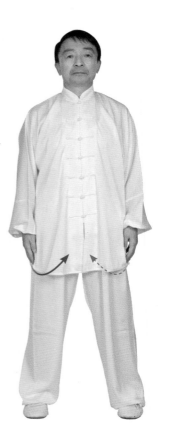

两肘向后、挺胸，虚腋

吸气

鼻吸鼻呼、自然呼吸、全身放松

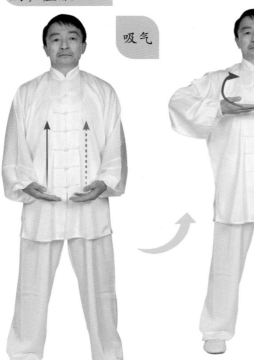

2 屈肘，两掌十指相对，掌心向上，缓缓上托至胸前，约与两乳同高；目视前方。

3 两掌内翻，掌心向下，缓缓下按，至肚脐前；目视前下方。

呼气

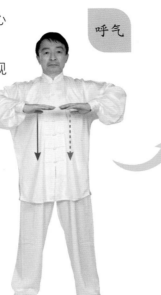

5 两掌外旋内翻，掌心向内。侧身，两掌缓缓收拢至肚脐前，虎口交叉相握轻覆肚脐；静养片刻，自然呼吸；目视前下方。

吸气

4 微屈膝下蹲，身体后坐；同时，两掌内旋外翻，缓缓向前拔出，至两臂成圆。

呼气

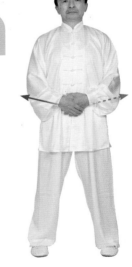

要 点

◆ 两掌向前拔出时，挺胸凸腹，掌向前撑。

健身作用

①有促进全身气血畅旺的作用，可沟通任、督二脉。

②可起到集中注意力、养气安神、消除疲劳及内心焦虑的作用。

③柔和运动腰膝关节，有利于改善和增强腰膝关节功能。

练习注意

通过两掌托、按、拔、拢及下肢的节律性屈伸，同时配合呼吸。

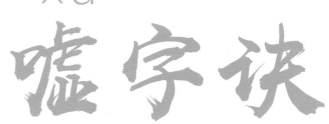

XŪ
嘘字诀

——平肝气

"嘘"字在汉语中有多种含义，如吐气、叹气、制止等，在六字诀中，取其"慢慢地吐气"之意。中医认为，嘘字的发音，源于肝脏。

基本发音

"嘘"字

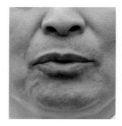
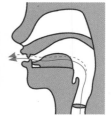

"嘘"字音 xū，属牙音。发音吐气时，嘴角紧缩后引，槽牙上下平对，中留缝隙，槽牙与舌边亦有空隙。发声吐气时，气从槽牙间、舌两边的空隙中呼出体外。

动作流程及口诀

两手松开，收至腰间；
穿右掌，吐"嘘"音；
右掌收回，身体转正；
穿左掌，吐"嘘"音；
左掌收回，身体转正。

1 接起势。两手松开，掌心向上，小指轻贴腰际，向后收到腰间；目视前下方。

分步详解

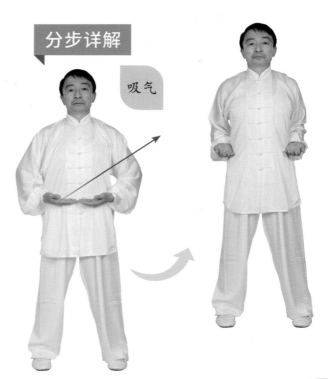

吸气

呼气

两脚不动，身体中线保持垂直作水平旋转

2 两脚不动，身体左转90°；同时，右掌由腰间缓缓向左侧穿出，约与肩同高，并配合口吐"嘘"字音；两目渐渐圆睁，目视右掌伸出方向。

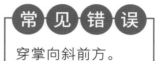

常见错误

穿掌向斜前方。

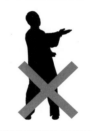

吸气

3 右掌沿原路收回腰间；同时身体转回正前方；目视前下方。

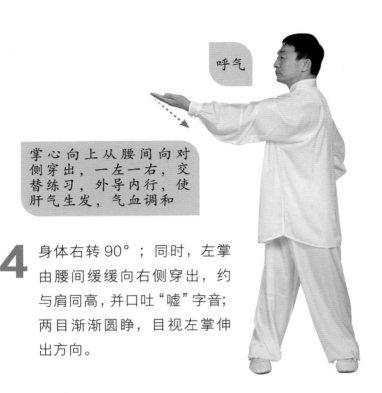

呼气

掌心向上从腰间向对侧穿出，一左一右，交替练习，外导内行，使肝气生发，气血调和

5 左掌沿原路收回腰间，同时，身体转回正前方。

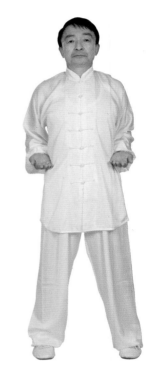

4 身体右转90°；同时，左掌由腰间缓缓向右侧穿出，约与肩同高，并口吐"嘘"字音；两目渐渐圆睁，目视左掌伸出方向。

本式一左一右为一遍，共做三遍，吐"嘘"字音6次。

健身作用

①口吐"嘘"字具有泻出肝之浊气、调理肝脏功能的作用。同时，配合两目圆睁，还可以起到疏肝明目的功效。

②身体的左右旋转，使腰部及腹内的组织器官得到锻炼。

③运动腰膝部，提升身体关节的灵活度。

练习注意

①练习时，注意以身体的带脉*为重点，使之得到疏通与调节，全身气机得以顺利升降。

②穿掌时口吐"嘘"字音，收掌时鼻吸气，穿掌与吐气要同时同终，动作与呼吸协调一致。

*带脉：带脉是人体奇经八脉之一，它在人体的腰部围一圈，是一条横向的经脉，这条经脉就好像一条绳子将所有的经脉系在一起，所以称为带脉。

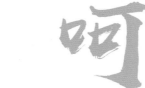

hē

呵字诀

—— 补心气

"呵"字在现代语境中，多表示高兴的含义，例如常用的"呵呵"。在六字诀健身功法中，"呵"字表达的则是呼气、哈气。中医认为，"呵"字音与心相应。

基本发音

"呵"字

"呵"字音 hē，为舌音，发声吐气时，舌体微上拱，舌边轻贴上槽牙，气从舌与上腭之间缓缓呼出体外。

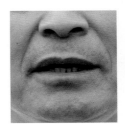
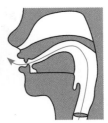

动作流程及口诀

提肘、插掌、捧掌、目视掌心；
起身、转掌、插掌、呵；
拨掌、捧掌、起身、转掌、呵。

1 接上式。吸气，同时，两掌小指轻贴腰际微上提，指尖朝向斜下方；目视前下方。屈膝下蹲，同时，两掌缓缓向前下约 45° 方向插出，两臂微屈；目视两掌。

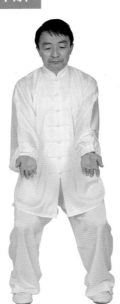
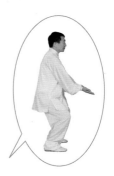

2 双腿下蹲，微微屈肘收臂，两掌小指一侧相靠，掌心向上，成"捧掌"，约与肚脐相平；目视两掌心。两膝缓缓伸直；同时屈肘，两掌捧至胸前，掌心向内，指尖不要高于下颏，目视前方。

常见错误
两掌捧起、屈肘时，挺胸抬头。

吸气

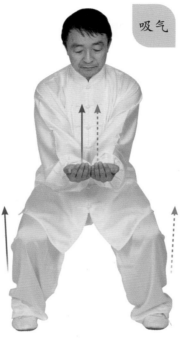

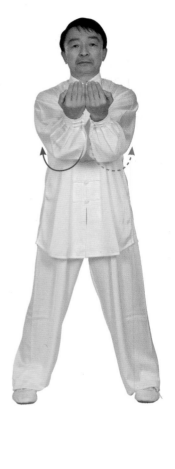

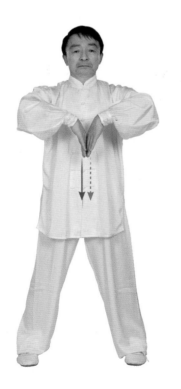

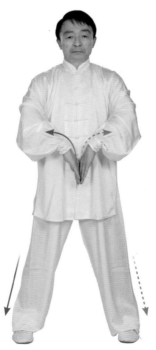

3 两肘外展，同时，两掌内翻，掌背相靠，掌指朝下。然后，两掌缓缓下插；目视前下方。从插掌开始，口吐"呵"字音。

4 两掌下插至肚脐前时，微屈膝下蹲，同时，两掌内旋外翻，掌心向外，缓缓向前拨出，至两臂成圆；目视前下方。

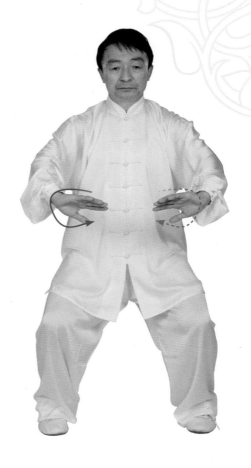

重复动作 2 至动作 4 五遍，共吐"呵"字音 5 次。

健身作用

①中医认为，口吐"呵"字具有泻出心之浊气、调理心脏功能的作用。

②两掌的捧、翻、插、拨带动肩、肘、腕、指各个关节柔和连续地屈伸旋转运动，锻炼了上肢关节的柔韧性、功能的协调性，有利于灵活关节，防治骨关节退化等病症。

练习注意

①两掌捧起时鼻吸气；插掌、外拨时呼气，口吐"呵"字音。

②吐"呵"字音时，吐音的音调要平，以使气息平和舒缓。

③"呵"（hē）也可发（kē）的音，临床实践和科学测试表明，这对身体有更好的保健作用。

hū

呼字诀

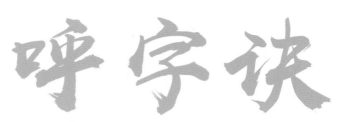

—— 培脾气

呼字在现代汉语中有多种含义，如吐气、大声喊叫等，在六字诀中，取其"将体内的气体排出体外"之意。中医认为，"呼"字音与脾脏相应。

基本发音

"呼"字

"呼"音 hū，为喉音，发声吐气时，舌两侧上卷，口唇撮圆，气从喉出后，在口腔中形成一股中间气流，经撮圆的口唇呼出体外。

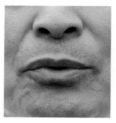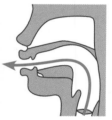

动作流程及口诀

转掌心向内，收回、外开、呼
收回、呼

分步详解

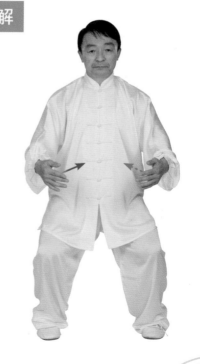

1 当呵字诀最后一动两掌向前拨出后，外旋内翻转掌心向内对肚脐，指尖斜相对五指自然张开，两掌心相距与掌心至肚脐距离相等；目视前下方。

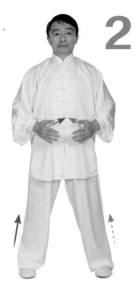

2 两膝缓缓伸直；同时，两掌缓缓向肚脐方向合拢，至肚脐前约10厘米。

两掌外开时，身体后坐，臂掌外撑

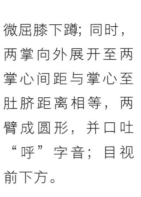

3 微屈膝下蹲；同时，两掌向外展开至两掌心间距与掌心至肚脐距离相等，两臂成圆形，并口吐"呼"字音；目视前下方。

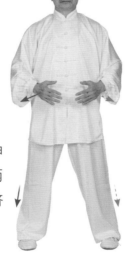

4 两膝缓缓伸直；同时，两掌缓缓向肚脐方向合拢。

常 见 错 误

两掌外开时挺腰凸腹。

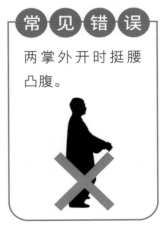

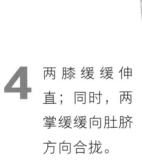

重复动作3至动作4五遍，本式共吐"呼"字音6次。

健身作用

①口吐"呼"字可以帮助身体排出脾胃的浊气，具有调理脾胃功能的作用。

②通过两掌于肚脐之间的开合，外导内行，使整个腹腔形成较大幅度的舒缩运动，具有促进肠胃蠕动、健脾和胃、消食导滞的作用。

练习注意

①两掌向肚脐方向收拢时吸气，两掌向外展开时口吐"呼"字音。

②在发音中，配合动作需要舒缓圆活，不僵，以起到练养相兼的作用。

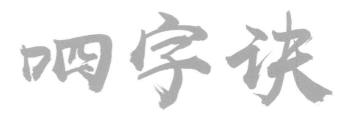

SĪ

呬字诀

——补肺气

"呬"在现代汉语中并不常用，属于生僻字，在六字诀健身功法中，却是不可缺少的气功语音。中医认为，"呬"字诀与肺相应。

基本发音

"呬"字

"呬"字音 sī（不读 xì），为齿音。发声吐气时，上下门牙对齐，留有狭缝，舌尖轻抵下齿，气从齿间呼出体外。

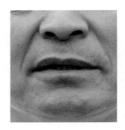
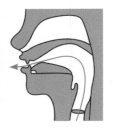

动作流程及口诀

两臂垂落；
两掌缓缓上托；
落肘夹背、展肩扩胸、藏头缩项；
两掌前推、口吐"呬"音；
两掌收回。

分步详解

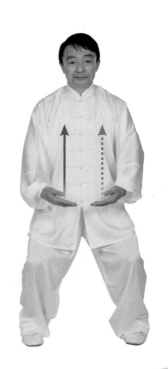

1 接上式。两掌自然下落，掌心向上，十指相对；目视前下方。

2 两膝缓缓伸直；同时，两掌缓缓向上托至胸前，约与两乳同高；目视前方。

3 两肘下落，夹肋，两手顺势立掌于肩前，掌心相对，指尖向上。两肩胛骨向脊柱靠拢，展肩扩胸，藏头缩项；目视斜前上方。

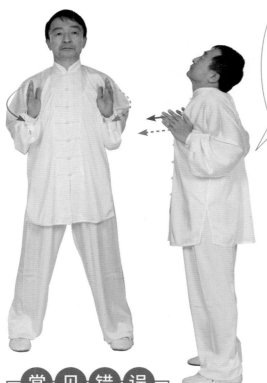

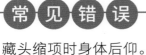

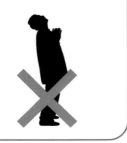

藏头缩项时身体后仰。

呼气

4 微屈膝下蹲；同时，松肩伸项，两掌缓缓向前平推逐渐转成掌心向前亮掌，同时口吐"呬"字音；目视前方。

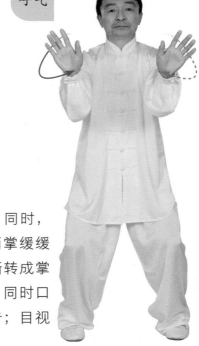

5 两掌外旋腕，转至掌
心向内，指尖相对，
约与肩宽。

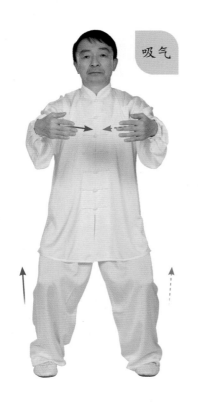

吸气

6 两膝缓缓伸直；同
时屈肘，两掌缓缓
收拢至胸前约 10
厘米，指尖相对；
目视前方。

重复动作 3 至动作 6 五遍，本式
共吐"呬"字音 6 次。

健身作用

①中医认为，口吐"呬"字具有泻出肺之浊气、调理肺脏功能的作用。

②立掌展肩与松肩推掌，可以有效刺激颈项、肩背部周围的穴位，并能有效
地缓解颈、肩、背部的肌肉和关节疲劳，防治颈椎病、肩周炎和背部肌肉劳损等
病症。

③有效锻炼肺的呼吸功能，促进气体在肺内的交换。

练习注意

①推掌时，呼气，口吐"呬"字音；两掌外旋腕，指尖相对，缓缓收拢时鼻吸气。

②展肩扩胸、藏头缩项时，注意吸气，使小腹内收。

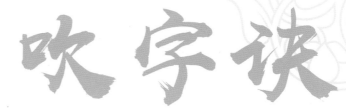

chuī

吹字诀

——补肾气

"吹"字在现代汉语中，有多种含义，如吐气、说大话等，在六字诀中，"吹"是合拢嘴吐气的含义。中医认为，发"吹"的音与肾相应。

基本发音

"吹"字

"吹"字音 chuī，为唇音。发声吐气时，舌体、嘴角后引，槽牙相对，两唇向两侧拉开收紧，气从喉后出，从舌两边饶舌下，经唇间缓缓呼出体外。

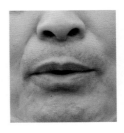
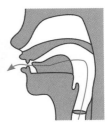

动作流程及口诀

松腕伸展；

两臂外开；

划弧至后侧腰部，两掌下滑前摆，吹；

两掌收回；

摩带脉抚腰眼，吹；

收回。

分步详解

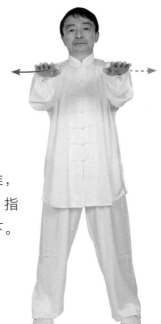

1 接上式。两掌前推，随后松腕伸掌，指尖向前，掌心向下。

健身气功 图解

149

2 两臂向左右分开成侧平举，掌心斜向后，指尖向外。

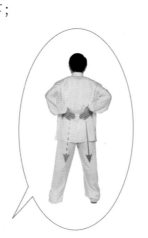

3 两臂内旋，两掌向后划弧至腰部，掌心轻贴腰眼，指尖斜向下；目视前方。

呼气

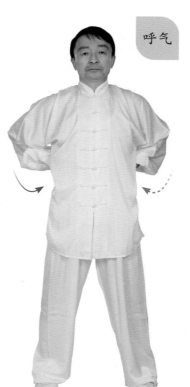

自然松垂，体会滑落感

4 微屈膝下蹲；同时，两掌向下沿腰骶、两大腿外侧下滑，后屈肘提臂环抱于腹前，掌心向内，指尖相对，约与脐平；目视前下方。两掌从腰部下滑时，口吐"吹"字音。

5 两膝缓缓伸直；同时，两掌缓缓收回，轻抚腹部，指尖斜向，虎口相对；目视前下方。

6 两掌沿带脉向后摩运至腰部。

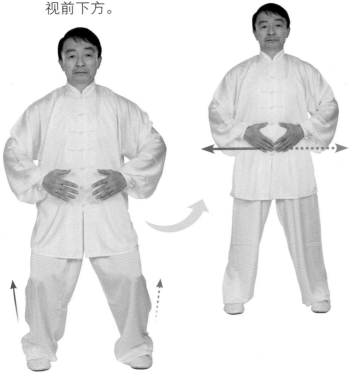
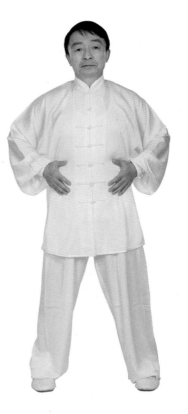

重复动作 3 至动作 6 五遍。本次共吐"吹"字音 6 次。

健身作用

①中医认为，口吐"吹"字具有泻出肾之浊气、调理肾脏的作用。
②本式动作通过两手对腰腹部的摩按，具有增强腰肾功能和预防衰老的作用。

练习注意

两掌从腰部下滑、环抱于腹前时呼气，口吐"吹"字音；两掌向后收回、横摩至腰时以鼻吸气。

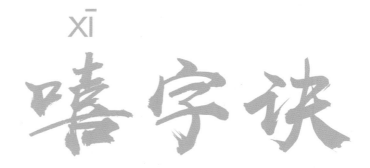

XĪ

嘻字诀

——理三焦

嘻在现代汉语中用得不多，意义也常与"笑"联系起来。在六字诀健身功法中，却是不可缺少的气功语音。中医认为，发"嘻"字音与手少阳三焦经之气相应。

基本发音

"嘻"字

"嘻"字音 xī，为牙音，发声吐气时，舌尖轻抵下齿，嘴角略后引并上翘，槽牙上下轻轻咬合，呼气时使气从槽牙边的空隙中经过呼出体外。

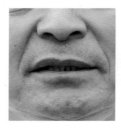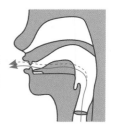

动作流程及口诀

两臂垂落；

转掌；

提肘抬掌、外开；

收回，下蹲，口吐"嘻"。

分步详解

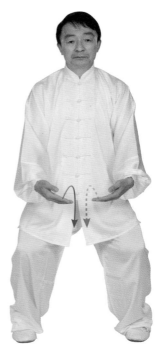

1 接上式。两臂环抱，自然下落于体前；目视前下方。

2 两掌内旋外翻，掌背相对，掌心
向外，指尖向下；目视两掌。

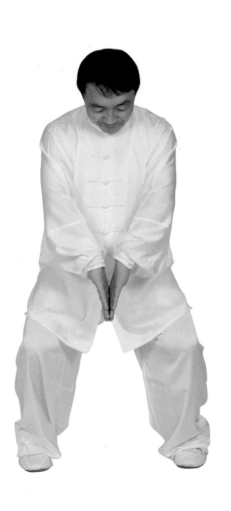
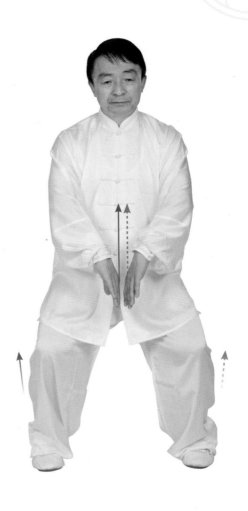

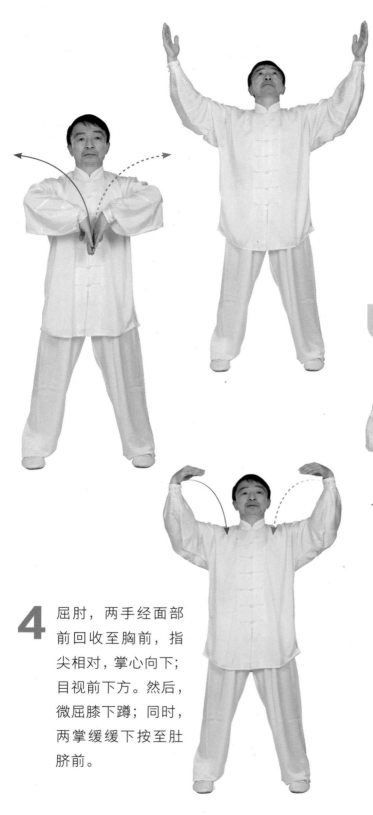

3 两膝缓缓伸直；同时，提肘带手，经体前上提至胸前。随后，两手继续上提至面前，分掌、外开、上举，两臂成弧形，掌心斜向上；目视前上方。

呼气

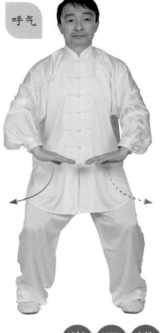

4 屈肘，两手经面部前回收至胸前，指尖相对，掌心向下；目视前下方。然后，微屈膝下蹲；同时，两掌缓缓下按至肚脐前。

常 见 错 误

两掌垂落时，未保持屈膝姿势。

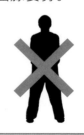

5 两掌继续向下、向左右外分至左右髋旁约 15 厘米处，掌心向外，指尖向下；目视前下方。从动作 4 两掌下按开始配合口吐"嘻"字音。

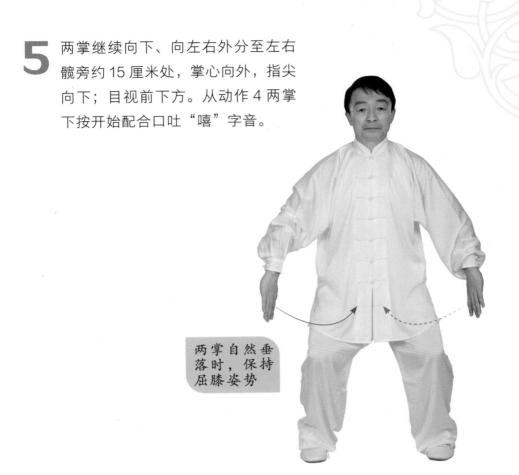

两掌自然垂落时，保持屈膝姿势

重复动作 2 至动作 5 五遍，共吐"嘻"字音 6 次。

健身作用

①中医认为，口吐"嘻"字有疏通双手少阳三焦经脉、调和全身气机的作用。
②通过本式的提升运动与下降运动，二者相辅相成，可以达到调和全身气血的功效。

练习注意

运动时，双臂的肩、肘、腕关节要放松，用肩部的上下滑动带动肘与手的运动。

收势

收势是整个六字诀健身功法的结束动作，通过还原双臂、按揉脐腹的方式，使身体、气息等各方面慢慢恢复正常状态。

分步详解

1 接上式。两手外旋内翻，转掌心向内，缓缓抱于腹前，虎口交叉相握，轻抚肚脐；同时两膝缓缓伸直；目视前下方，静养片刻。

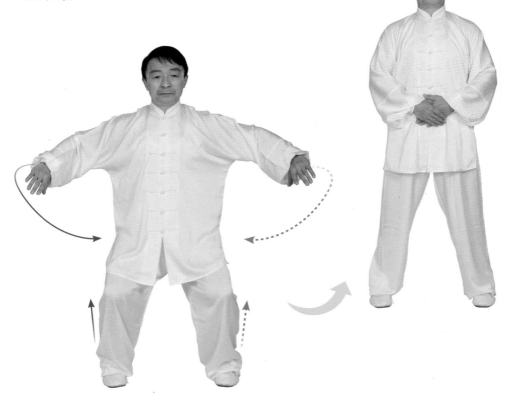

2 以肚脐为中心揉腹,顺时针 6 圈,逆时针 6 圈。

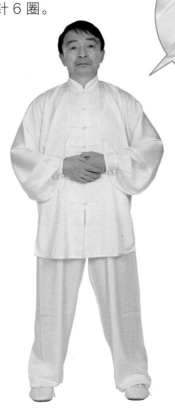

3 两掌松开,两臂自然垂于体侧;目视前下方。

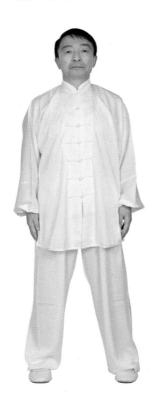

练习注意

身体动作缓慢而松弛,让心态慢慢沉静下来,可以闭上眼睛静养片刻。

附录

·养生放松操·

每套健身气功结束后，可适当做一些整理放松运动，有助于身体从紧张的运动状态逐步过渡到安静状态，缓解因练习带来的肌肉酸痛。笔者总结多年经验，整理出以下"养生放松操"，步骤如下。

双手对搓

两手掌心相对，交替互搓，直至产生热感，重复8～10次。

浴面
（又名摩面、擦面、干洗脸）

双手贴在面下部，两手中指分别放在鼻翼两侧迎香穴处，向上推擦，经睛明、攒竹至前额发际处，然后两手分开推擦至额角后而下，经耳门穴返回下面部，重复8～10次。

拍胆经

胆经的全名是"足少阳胆经"，拍打时从瞳子髎穴开始，向上到达额角部，下行至耳后风池穴，沿着颈部到肩上，向下进入腿部、臀部。两侧都进行。能有效刺激胆经，促进身体气血循行。

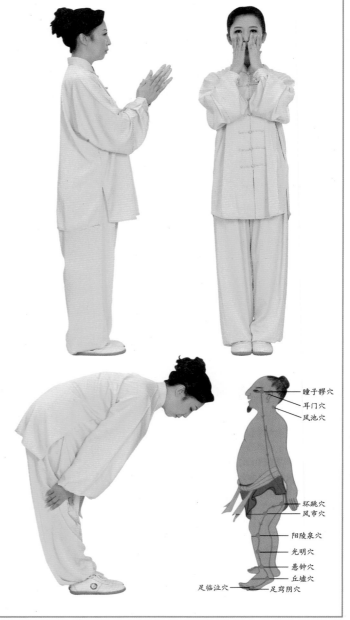

瞳子髎穴
耳门穴
风池穴

环跳穴
风市穴

阳陵泉穴
光明穴
悬钟穴
丘墟穴
足临泣穴   足窍阴穴